国家卫生健康委员会"十三五"规划教材

全国高等职业教育配套教材

供医学影像技术、放射治疗技术专业用

医学影像解剖学
实训与学习指导

主 编 陈地龙 辛 春

副主编 付升旗 朱姬莹 周 山 濮宏积

编 者（以姓氏笔画为序）

马芳芳　山东第一医科大学,山东省医学科学院
王 飞　襄阳职业技术学院
付升旗　新乡医学院
朱姬莹　杭州医学院
邬 山　重庆三峡医药高等专科学校第二附属医院
许海兵　江苏医药职业学院
李仕红　复旦大学附属华东医院
李兆祥　廊坊卫生职业学院
杨 斌　大理大学第一附属医院
杨丽华　咸阳职业技术学院
辛 春　江苏医药职业学院
张彩洁　辽宁何氏医学院
陈地龙　重庆三峡医药高等专科学校
林志艳　甘肃中医药大学
周 山　漯河医学高等专科学校
赵 星　陕西能源职业技术学院
侯刚强　深圳市康宁医院
钱彩艳　绍兴文理学院附属医院
徐 菲　莆田学院
濮宏积　曲靖医学高等专科学校

人民卫生出版社

图书在版编目（CIP）数据

医学影像解剖学实训与学习指导/陈地龙,辛春主编.—北京:人民卫生出版社,2020

ISBN 978-7-117-30013-1

Ⅰ.①医… Ⅱ.①陈… ②辛… Ⅲ.①影像-人体解剖学-中等专业学校-教学参考资料 Ⅳ.①R813

中国版本图书馆 CIP 数据核字（2020）第 080940 号

人卫智网	www.ipmph.com	医学教育、学术、考试、健康,购书智慧智能综合服务平台
人卫官网	www.pmph.com	人卫官方资讯发布平台

医学影像解剖学实训与学习指导

主 　编:陈地龙　辛　春

出版发行:人民卫生出版社(中继线 010-59780011)

地　　址:北京市朝阳区潘家园南里 19 号

邮　　编:100021

E - mail:pmph @ pmph.com

购书热线:010-59787592　010-59787584　010-65264830

印　　刷:河北新华第一印刷有限责任公司

经　　销:新华书店

开　　本:787×1092　1/16　印张:8

字　　数:215 千字

版　　次:2020 年 7 月第 1 版　2022 年 12 月第 1 版第 2 次印刷

标准书号:ISBN 978-7-117-30013-1

定　　价:29.00 元

前 言

从事医学教育多年,经常碰到有同学反映《医学影像解剖学》这门课程的难度高,理解很困难,询问破解的方法。实际上,学好这门课程除了要多学、多思,更要多练,不仅要多练动手能力,还要多做习题,增强对知识的掌握。因此,在《医学影像解剖学》(第2版)规划教材的基础上,同步编写了《医学影像解剖学实训与学习指导》。

本书与《医学影像解剖学》(第2版)对应,分总论、头颈部、胸部、腹盆部、脊柱与四肢5章,每章按照实训目标、岗位技能要点解析、导学练习3个部分编写。内容从岗位技能需求入手,精心设计技能讲解点和习题。同学可以在学习主教材的基础上使用本书进行辅助,起到事半功倍的效果。

本书每个章节由多位编者联合编写,章节后署名排序不分先后。各位编者竭尽所能,无私地贡献了自己的知识和智慧。但是由于能力与水平所限,内容难免存在疏漏,知识点处理可能会存在不够恰当的情况,希望广大读者提出宝贵意见,以便不断改进,提升质量。

陈地龙　辛　春

2019 年 11 月

目 录

第一章 总论

第一部分 实训目标

◆ **掌握**:常用 X 线检查方法及临床适用范围;CT 图像特点和 CT 检查的基本参数,CT 检查在人体常用部位的技术参数、图像处理及临床应用原则;MRI 检查成像原理;超声检查常用的检查方法及超声探测切面与图像方位。

◆ **熟悉**:常用 X 线检查技术的成像原理;CT 检查前的准备与 CT 检查的适应证;CT 平扫与增强扫描的检查方法;多层螺旋 CT 基本结构与常用后处理技术的原理及临床应用;MRI 检查影像特点及临床应用;超声成像的基本原理。

◆ **了解**:CT 检查技术与常规 X 线检查技术的异同;MRI 检查技术人员的岗位职责,在检查室与就诊者的交流方式;超声成像的优缺点。

第二部分 岗位技能要点解析

一、X 线检查

X 线检查在人体疾病的诊断中有着广泛应用,主要应用于肺部、心脏、主动脉、纵隔以及胸部骨骼等疾病的检查。

X 线检查需要注意以下几点:

1. 了解患者病情及检查目的,有的放矢地制订检查程序。

2. 做好医患沟通,讲清 X 线检查注意事项,取得患者的充分配合。

3. 正确摆放患者检查体位,尽力使患者摆放的体位既能满足诊断需要,又能达到最大的舒适度。

4. 选择最佳的 X 线摄影条件,因人而异,实现个性化设计。

5. 忌短时间内反复接受 X 线检查。

6. 忌婴、幼、儿童滥用 X 线检查。

7. 孕妇慎做 X 线检查。

8. 做 X 线检查时应尽量做好非检查部位的 X 线防护。

9. X 线机处于工作状态时,放射室门上的警告指示灯会亮。此时候诊者一律在防护门外等候,不要在检查室内等候拍片。患者没有特别需要陪护的情况下,请家属不要进入检查室内陪同,以减少不必要的辐射。

二、CT 检查

CT 检查不是万能的,也有它的适应证和禁忌证。

(一)CT 检查适应证

1. 颅脑 CT 检查对颅内肿瘤、出血、梗死,颅脑外伤,颅内感染,先天性畸形等疾病具有较大诊断价值。

2. 头颈部 CT 检查对眼眶和眼球良恶性肿瘤、眼肌病变、乳突及内耳病变、鼻窦及鼻腔的炎症、甲状腺肿瘤以及颈部肿块等有较好的显示能力。

3. 胸部 CT 检查对肺肿瘤性病变、感染性病变、胸部创伤等有较大优势,对纵隔肿瘤的准确定位具有不可替代的价值。冠状动脉 CT 血管造影可以清晰显示冠状动脉形态、分布、密度改变,对临床上评价冠状动脉粥样硬化性心脏病有重要价值。

4. 腹部和盆腔 CT 检查对于肝、胆、胰、脾、肾等实质性脏器,腹腔及腹膜后病变的诊断具有一定优势。对于明确肿瘤的部位、大小以及邻近组织结构关系和淋巴结转移有重要价值。

5. 骨和关节 CT 检查对骨和关节外伤、椎间盘病变、脊柱结核和脊柱肿瘤有较大价值。

(二)CT 检查禁忌证

1. 妊娠妇女不宜进行 CT 检查。

2. 急性出血病变不宜进行增强或 CT 造影检查。

3. CT 检查时应注意防护生殖腺和眼睛等部位。

CT 图像后处理技术:主要是利用容积数据进行 2D 或 3D 的图像重组处理,还包括图像数据的分割与融合等。目前,较为成熟和常用的后处理重组技术有多平面重组(multiplanarreformation,MPR)、曲面重组(curved planar reformation,CPR)、多层面容积再现(multiplanar volume rendering,MPVR)、表面遮盖显示(surface shaded display,SSD)、容积再现(volume rendering,VR)、CT 仿真内镜(CT virtual endoscopy,CTVE)和血管探针技术(vessel probe,VP)。其中 MPR 和 CPR 属 2D 重组技术,其余均属 3D 重组技术。

三、MRI 检查

MRI 检查比较复杂,检查前必须做好充分的准备工作。

(一)检查前准备

1. 认真核对申请单,包括患者姓名、性别、年龄等一般情况,临床提供简要病史及临床诊断,重点看本次检查目的和部位。

2. 认真执行 MRI 检查安全。

(1)对患者和家属详细讲解 MRI 检查的安全性问题,解除顾虑。

(2)请患者和家属阅读 MRI 检查注意事项,并填写安全须知。

(3)询问患者有无手术史及金属体植入史。

(4)严禁携带金属物品进入检查室。

(5)不能配合的患者需要给予镇静剂。

(6)危重患者需临床医师陪同,并备有抢救器械和药品。

(7)妊娠前 3 个月应停止或延期检查。

(8)对需要做增强检查的患者,介绍对比剂使用的目的、意义及可能发生的过敏反应等。

（二）认真做好 MRI 检查工作

根据不同部位检查需要,选取合适的线圈,摆好体位,设定恰当的扫描方案。扫描过程中要注意观察图像有无伪影及图像质量是否达到检查需要。

扫描结束要协助患者下床。告知检查后注意事项,如何领取 MRI 检查报告等。

（三）临床适合 MRI 检查的疾病

1. 脑和脊髓的各种疾病包括畸形、炎症、梗死、出血、肿瘤等疾病。对垂体微腺瘤、听神经瘤、内耳病变、三叉神经病变、白质病变、脊髓病变、脑干病变、小脑扁桃体畸形、脑血管畸形是首选的诊断手段。

2. 椎间盘病变包括退变、炎症、突出、膨出等。可清楚显示椎间盘的形态和病变时对脊髓、神经根的压迫。

3. 关节病变包括半月板损伤、韧带损伤、软骨病变、滑膜病变、关节盘脱位等其他检查难以明确的病变。

4. 骨髓病变包括骨转移、骨髓炎、骨髓瘤、股骨头坏死、白血病骨髓浸润等。

5. 实质性脏器病变如肝、脾、胰、肾和全身各部位软组织病变。

6. 心脏和大血管病变包括主动脉夹层、腹主动脉瘤、Budd-Chiari 综合征和各种心肌病等。

7. 胆道和尿道疾病包括结石、肿瘤、畸形、炎症等。

四、超声检查

超声检查是一种无电离辐射的检查方法。

（一）超声检查注意事项

1. 腹部检查需空腹 8h 以上,通常在上午空腹时检查;检查前一天应少食产气多的食物,避免胃肠道内容物和气体干扰。

2. 经腹壁妇科、早孕、前列腺等盆腔脏器检查时需要膀胱适量充盈。

3. 当超声检查和其他检查比如 X 线钡餐透视、胃镜等同日进行时,须先行超声检查。

4. 超声检查时,应相对隔离空间以保证受检者的隐私。

（二）超声检查适用范围

1. 上腹部超声检查　主要检查肝脏、胆囊、胰腺、脾脏、肾上腺等。

2. 泌尿系统超声检查　主要检查肾脏、输尿管、膀胱等。

3. 生殖系统超声检查　主要检查男性的前列腺和精囊腺等;女性的子宫和卵巢等。

4. 心脏和大血管超声检查　心脏主要检查先天性心脏病、心瓣膜病变、心肌病变、心包病变等;血管主要检查大动脉、颈部血管、腹部血管和四肢血管等。

5. 浅表器官超声检查　主要检查甲状腺、乳腺、浅表淋巴结等。

第三部分　导 学 练 习

一、选择题

（一）A 型选择题（以下每题具备 A、B、C、D、E 五个选项,从中选择一个最佳答案）

1. 与 X 线吸收衰减系数**无关**的是

A. 物质密度 　　　　　 B. 物质厚度 　　　　　 C. 物质原子序数

D. X 线能谱 　　　　　 E. 探测器类型

2. 关于乳腺摄影的解释,**错误**的是

 A. 采用软射线摄影

 B. 脂肪组织取代腺体,微小钙化灶容易显示

 C. 砂粒状等微细钙化检出,可提高乳癌的早期发现率

 D. 乳腺的压迫摄影可提高影像对比度

 E. 较大的乳腺采用钼靶增高管电压摄影

3. 透过被照体所形成的剩余 X 线强度,被称为

 A. 人工对比   B. 自然对比   C. X 线强度对比

 D. 胶片对比   E. 影像对比

4. 传统 X 线成像方式通常指的是

 A. 模拟成像技术   B. 数字化 X 线成像技术   C. 窗口技术

 D. 计算机数字图像技术   E. 激光技术

5. 穿过人体后的射线称为

 A. 一次射线   B. 剩余射线   C. 透射线

 D. 原发射线   E. 散射线

6. 根据 CT 工作原理,X 线穿透人体后首先被接收的部件为

 A. 计算机   B. 阵列处理器   C. 探测器

 D. 磁盘   E. 照相机

7. HRCT 的主要优点是

 A. 图像边缘模糊   B. 相对密度分辨力提高   C. 噪声小

 D. 相对空间分辨力提高   E. 以上都是

8. 螺旋 CT 扫描与传统 CT 扫描相比,最重要的优势是

 A. 扫描速度快   B. 二维或三维成像效果好   C. 重建速度快

 D. 容积扫描   E. 单层或多层连续扫描

9. CT 值指

 A. 物质厚度的绝对值   B. 物质密度的绝对值

 C. 物质衰减系数与水相比的相对值   D. 物质厚度的相对值

 E. 物质衰减系数的绝对值

10. 下列哪种方法可以减少影像的部分容积效应

 A. 提高扫描条件(kV 值、mA 值)   B. 减小扫描层厚   C. 缩短扫描时间

 D. 改变重建算法   E. 选择适当的窗宽、窗位

11. 下列哪项属于 MRI 的优点

 A. 软组织对比优于 CT

 B. 多参数、任意方位成像

 C. 除提供形态学信息外,还能提供功能和代谢信息

 D. 无骨伪影

 E. 以上均正确

12. MRI 最常用的原子核是

 A. 碳原子核   B. 氢原子核   C. 氧原子核

 D. 氮原子核   E. 磷原子核

13. MRI 检查的禁忌证为
 A. 装有心脏起搏器 B. 眼球内金属异物 C. 人工关节
 D. 动脉瘤用银夹结扎术后 E. 以上都是

14. T_2 值指横向磁化矢量衰减到何种程度的时间
 A. 37% B. 63% C. 36%
 D. 73% E. 99%

15. 梯度磁场的目的是
 A. 增加磁场强度 B. 帮助空间定位 C. 减少磁场强度
 D. 增加磁场均匀性 E. 减少噪声

16. 超声波的频率范围为
 A. <20kHz B. >20kHz C. =20kHz D. <2kHz E. >2kHz

17. 彩色多普勒超声检查时,通常用表示朝向探头方向流动的血流,以哪种亮度表示血流的速度
 A. 蓝色 B. 绿色 C. 黄色
 D. 红色 E. 无彩色

18. 腹部胆囊超声仰卧位前肋弓下探测时,靠近探头的结构是
 A. 胆囊底 B. 胆囊体 C. 胆囊颈
 D. 胆囊管 E. 胆总管

19. 胆囊结石超声声像图为
 A. 高回声 B. 等回声 C. 低回声
 D. 无回声 E. 强回声

20. B 型超声为
 A. 振幅调制型 B. 灰度调制型 C. 活动显示型
 D. 彩色血流显像型 E. 多普勒血流显示型

(二) X 型选择题 (以下每题具备 A、B、C、D、E 五个选项,从中选择所有正确答案)

1. 透视利用的 X 线特性是
 A. 穿透性 B. 荧光作用 C. 感光作用
 D. 电离作用 E. 生物效应

2. X 摄影中应降低管电压值的病理因素是
 A. 骨硬化 B. 胸廓成形术 C. 肺气肿
 D. 肺实变 E. 骨囊肿

3. 透视检查的优点**不包括**
 A. 可进行动态观察 B. 可观察细微结构 C. 多角度进行观察
 D. 可做出定性诊断 E. 可立即进行诊断

4. X 线影像的接收装置**不包括**
 A. IP B. A/D 转换器 C. I. I.
 D. 滤线栅 E. 探测器

5. 数字图像与模拟图像相比的优势中,**不包括**
 A. 空间分辨力高 B. 后处理功能 C. 密度分辨力高
 D. 成像速度快 E. 动态范围大

6. CT 图像后处理技术包括
 A. 仿真内镜 B. 最大密度投影 C. 曲面重建
 D. 表面阴影显示 E. CT 仿真内镜

7. CT 图像的质量参数**不包括**

    A. 扫描视野   B. 部分容积效应

    C. 空间分辨力和密度分辨力   D. 噪声与伪影

    E. 周围间隙现象

8. CT 机设备本身产生的伪影包括

    A. 条状伪影   B. 指纹状伪影   C. 环状伪影

    D. 点条状伪影   E. 血管伪影

9. 关于 CT 窗宽、窗位的叙述,**不正确**的是

    A. 增加窗宽可使图像的信息量增加

    B. 它能抑制无用的信息

    C. 它能增强显示有用的信息

    D. 窗宽、窗位的调节并不能增加图像本身的信息

    E. 窗宽、窗位的调节是 CT 的一项重要图像处理技术

10. 用于减少 CT 影像运动伪影的方法,正确的是

    A. 提高扫描速度   B. 减少或不做吞咽动作

    C. 检查前训练患者呼吸   D. 儿科患者服用镇静剂

    E. 降低 X 线扫描剂量

11. 颅脑 MRI 增强效果常以哪些部位来参照评价

    A. 正常鼻甲   B. 鼻旁窦   C. 鼻咽黏膜

    D. 软腭   E. 脑垂体

12. 颅颈部首选矢状位扫描,常用在什么病变上

    A. 环枕畸形   B. 颅底凹陷症   C. 甲状腺瘤

    D. 喉癌   E. Arnold-Chiari 畸形

13. 下面属于超声波特性的有

    A. 超声在弹性介质中以纵波的形式传播,人体组织正是由固体、液体、气体构成的复合弹性介质

    B. 在介质中超声波以直线传播,具有一定的方向性

    C. 超声波有较强的穿透性,其穿透力与频率有关:频率低,波长长,穿透力强;频率高,波长短,穿透力弱

    D. 超声波在传播过程中会产生反射、折射、散射、绕射、干涉和共振等现象

    E. 以上都不对

14. 常用的脉冲回声法超声显示有

    A. A 型超声   B. B 型超声   C. M 型超声

    D. C 型超声   E. 频谱多普勒超声

15. 超声探测常用的切面有

    A. 纵切面   B. 横切面   C. 斜切面

    D. 冠状切面   E. 水平切面

16. 超声回声强度命名有

    A. 强回声   B. 无回声   C. 弱回声

    D. 高回声   E. 等回声

17. 下面属于超声影像优越性的有
    A. 无放射性损伤,适用于各种年龄和人群的疾病诊断及健康普查
    B. 超声图像取得的信息量丰富,具有灰阶的切面图像,层次清楚,接近于解剖真实结构
    C. 对活动界面能作动态的实时显示,便于观察
    D. 能发挥管腔造影功能,无需任何造影剂即可显示管腔结构
    E. 能取得各种方位的切面图像,并能根据图像显示的结构和特点准确定位病灶和测量其大小

二、名词解释

1. 造影剂
2. 部分容积效应
3. 密度分辨率
4. MIP
5. 饱和现象
6. 超声波

三、简答题

1. 乳腺摄影采用的是何种能量的射线?
2. DSA 在介入医学中的主要作用是什么?
3. DR 与透视相比主要优越性是什么?
4. 简述 CT 图像重建算法的种类及临床应用。
5. 影响 CT 图像质量的因素有哪些?
6. 简述目前较为成熟和常用的 CT 后处理技术。
7. 简述 MRI 成像原理。
8. 简述 MRI 优越性与局限性。
9. 简述超声波的发生。
10. 简述 B 型超声工作原理及优点。
11. 简述超声回声强度的命名。

四、案例分析题

1. 患者,男性,56 岁。胸痛、咳嗽、咯血 1 个月,临床查找病因。临床医生首选的影像学检查方法是 X 线摄影,根据 X 线照片结果又增补了胸部 CT 扫描。
    请分析:为什么不首选 X 线透视检查方法? 首选 X 线摄影的目的是为什么?
2. 患者,男性,77 岁。以反复咯血 30 年,再发加重 4d 入院,每次量约 100ml,均为鲜红色,偶含血块。临床医生诊断:支气管扩张可能。
    请分析:该患者为确诊支气管扩张症,须做哪些医学影像检查? 为什么?
3. 患者,女性,32 岁,孕 12 周。因右上腹部疼痛持续性加重,伴恶心、呕吐 1d 入院。既往有反复发作的右上腹隐痛或不适,在进食高脂肪餐后会加剧,同时伴有厌油、腹胀等症状。查体:右上腹明显压痛,局部肌紧张,墨菲征阳性,体温 38.8℃。临床医生诊断:胆囊结石,胆囊炎。
    请分析:该患者首选哪些医学影像检查? 为什么?

(辛春 徐菲 杨斌 张彩洁 赵星)

第一部分　实 训 目 标

◆ **掌握**:颅脑部 CT、MRI 典型层面的断层解剖,喉、甲状腺断层解剖;内囊、外囊和最外囊的位置及其在 MRI 图像上的表现;半卵圆中心和辐射冠的位置及 MRI 图像上的表现;颈部 CT 及 MRI 典型层面的断层解剖;颈内动脉、椎-基底动脉、脑底动脉环解剖结构;颈部血管 MRA 解剖结构正常影像表现。

◆ **熟悉**:颅盖骨、颅底骨等的 X 线解剖及断层解剖,颅、脑应用解剖;小脑幕在横断层面上的形态变化及临床意义;颈部淋巴结分布及其引流;颈部 MRI 技术操作中的适应证、禁忌证和常用投照体位、扫描序列;头颈部血管 DSA、CTA、MRA 检查方法;颈部 MRA 技术操作中的常用投照体位、扫描序列。

◆ **了解**:颅脑部 X 线、CT、MRI、超声检查的价值和局限性;大脑镰、小脑幕和鞍膈的位置、形态及 MRI 表现;颈部筋膜及其间隙;MRI 成像仪颈部线圈的应用情况;头颈部血管 DSA、CTA、MRA 检查的价值和局限性;MRA 不同成像方法之间对比。

第二部分　岗位技能要点解析

一、X 线检查

头部 X 线检查体位有头部后前位、头部侧位、颅底颏顶位、鼻窦柯氏位、鼻窦瓦氏位、牙齿全景片等。颅脑部 DR 检查所显示的影像结构重叠较多,且密度分辨力低,为临床提供的信息相对有限。颈部传统 X 线检查一般摄取正位及侧位片,用于显示颈部骨骼、气道形态和颈部软组织异常,但其不能显示颈部的精细结构以及周边关系。

颈部 X 线检查患者体位选择常规 X 线立位摄片。前后位头稍向后仰靠近 DR 平板;右侧位右肩紧靠 DR 平板,头稍抬高,矢状面与平板平行,中心线对准第 4 颈椎处入射;部分患者采用颈椎前后左、右斜位,被检侧远片,下颌前伸,头部矢状面与平板成 45°角,双侧上肢下垂于身旁,中心线向头侧倾斜 15°角,对准第 4 颈椎处入射。

颈部侧位片上,第 1~7 颈椎呈自然前凸的弧线,椎体前缘软组织为咽后壁与喉咽部及食管起始部。颈椎前方自上而下低密度气腔由咽腔、喉前庭、喉中间腔、声门下腔与气管起始部参与构成,舌骨体、甲状软骨与低密度气腔重叠。在会厌软骨的前方、会厌谷的下方、甲状软骨前壁上部的后方,有一低密度三角区,称为会厌前间隙。

正常颈部各间隙在颈部 X 线平片上不易显示。若咽后间隙和椎前间隙发生病变,侧位片上可显示出椎前软组织影增厚。正位片上可观察到气道重叠于脊柱上的纵行低密度气柱,有利于观察到其变窄、移位等征象。

二、CT 检查

颅脑 CT 扫描常取仰卧位。先扫定位片,然后确定扫描范围,再行横断位扫描。扫描所用基线多为听眦线(即外眦与外耳道的连线)或听眉线(即眉毛上缘中点与外耳道的连线)。两侧应对称,从基线向上扫描至颅顶。通常采用层厚 10mm 连续扫描,特殊部位病变的检查采用 5mm 以下薄层扫描。通常先行 CT 平扫,即不注射造影剂的 CT 扫描。冠状位扫描在颅脑 CT 检查中也常用,为显示垂体微腺瘤的最佳体位,通常采用层厚 2~3mm;鞍区、颞叶病变和小脑幕交界处、大脑半球凸面病变需辅以冠状位扫描,有助于更好地显示。

颅骨呈高密度影,其内的含气空腔如上颌窦、蝶窦呈极低密度;脑实质的髓质密度略低于皮质,是由于其脂质含量较高,基底核的密度类似于脑皮质并略高于邻近的内囊,增强扫描中的脑实质可轻度强化,脑皮质较脑髓质稍明显;脑室和脑池内的脑脊液呈水样低密度影;松果体钙斑和钙化的脉络丛等非病理性钙化呈高密度影,显示率较 X 线片高。

颈部常规平扫,患者仰卧,身体置于床面上,头稍后仰,使颈部与床面平行,同时两肩部放松,两上臂置于身体两侧,两外耳孔与床面等距;定位扫描,先摄取颈部侧位定位像,在定位像上选择从胸腔入口至下颌角区域进行扫描。扫描范围,甲状腺扫描范围从第 5 颈椎下缘至第 1 胸椎。喉部扫描范围从第 4 颈椎向下扫,或直接对准喉结扫描,扫描时嘱被检者连续发字母"E"音,使声带内收,梨状窝扩张,此时可较好地显示声带、梨状窝、咽后壁及杓会厌襞的形态及病变。鼻咽部扫描范围从海绵窦至口咽部。

颈部冠状面、矢状面是颈部横断面的补充方位,可用于观察此部位如咽、喉、甲状腺和颈部深筋膜所构间隙等主要结构的冠状面解剖,以及它们之间的毗邻关系。

三、颈部 MRI 检查

1. 线圈 主要应用颈线圈、头颈联合线圈、脊柱相控阵线圈。

2. 体位采用仰卧位 头先进。定位中心及线圈中心对准喉结。

3. 方位及序列平扫 以轴面为主,扫描 T_2WI、$fs-T_2WI$ 和 T_1WI 等序列,辅以矢状面 T_2WI 和 T_1WI、冠状面 $fs-T_2WI$(STIR 或水脂分离)。扫描基线:①轴面垂直于喉腔长轴,范围上含会厌上缘,下至第 6 颈椎体下缘水平。②矢状面平行于喉咽腔正中矢状线,范围包含喉部两侧软组织外缘。③冠状面平行于喉咽腔长轴,范围覆盖喉结至乳突后。增强扫描序列:扫描轴面、矢状面及冠状面三平面 $fs-T_1WI$ 序列。

4. 技术参数 基本原则为适当提高空间分辨率。层厚 ≤3.0mm,层间隔 ≤层厚×10%,FOV(200~230)mm×(200~230)mm,矩阵 ≥256×224。按照常规剂量和流率静脉注射钆对比剂。

5. 图像要求

(1) 显示喉部、甲状腺、甲状旁腺细微解剖结构,颈部软组织解剖结构,两侧对称显示。

（2）颈部淋巴结的观察应加大扫描范围,显示颈部淋巴结。

（3）无明显吞咽运动及血管搏动伪影,伪影不影响靶区结构的影像诊断。

四、头颈部血管检查

（一）颈内动脉 DSA

数字减影血管造影术（DSA）对显示颈段和颅内动脉均较清楚,可用于诊断颈段动脉狭窄或闭塞、颅内动脉瘤、血管发育异常和颅内动脉闭塞以及颅内及颅内肿瘤的供血动脉和肿瘤染色等。

（二）椎-基底动脉 CTA

CT 血管成像（CTA）指静脉注射含碘造影剂后,经计算机对图像进行处理后,可以三维显示颅内血管系统,可以取代部分 DSA 检查。CTA 可清楚显示大脑动脉环（Willis 环）,以及大脑前、中、后动脉及其主要分支,对闭塞性血管病变可提供重要的诊断依据。可以将缺血性脑血管病的诊断提早到发病后 2h。

（三）头颈部血管 MRA

1. 线圈颈　线圈、头颈联合线圈、脊柱线圈。

2. 体位仰卧位　头先进。定位中心及线圈中心对准两侧下颌角连线水平。

3. 方位及序列

（1）三维相位对比法磁共振血流成像（PC-MRA）冠状面扫描,包括全部颈部血管,上至基底动脉,下至主动脉弓。设定相应快流速编码（50~120cm/s）约为目标血管最大流速的 120%,获取颈部动脉像,设定慢流速（15~30cm/s）获取颈部静脉及动脉像。

（2）三维时间飞跃磁共振血管成像（TOF-MRA）轴面扫描,垂直颈部血管,范围上至基底动脉,下至主动脉弓,获取颈部动脉像。

（3）二维 TOF-MRA 轴面扫描,垂直颈部血管,获取颈部静脉像。

（4）三维对比增强 MRA 冠状面扫描,包括全部颈部血管,上至基底动脉,下至主动脉弓。

4. 技术参数

（1）二维 TOF-MRA 在扫描范围下游放置空间饱和带,TR、TE 均为最短。

（2）三维对比增强 MRA 单期扫描时间≤20s,静脉注射钆对比剂,流率 2ml/s,剂量 0.1~0.2mmol/kg,然后注射等量生理盐水。扫描注射对比剂前蒙片,注射对比剂后扫描至少 2 个时相（动脉相及静脉相）。

5. 图像要求

（1）提供最大信号投影（MIP）重组三维血管像。

（2）PC 法序列分别显示相应颈部动脉像或静脉像。

（3）三维 TOF-MRA 序列应显示颈部动脉像。

（4）二维 TOF-MRA 序列显示颈部静脉像。

（5）三维对比增强 MRA 分别显示动脉像和静脉像,动脉像尽量减少静脉像的污染。

（6）非对比剂法大部分血管段能显示。

（7）血管边缘清晰锐利,无运动模糊,无明显背景软组织影,无其他伪影影响诊断。

第三部分　导 学 练 习

一、读片填图题

1. 颅骨后前位（DR）

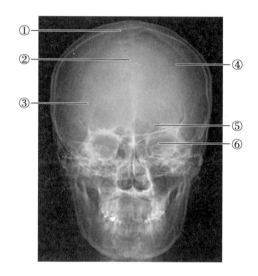

① _____　　② _____

③ _____　　④ _____

⑤ _____　　⑥ _____

2. 颅骨侧位（DR）

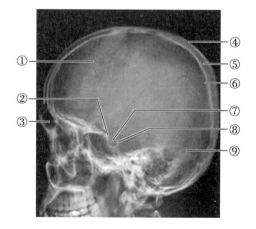

① _____　　② _____

③ _____　　④ _____

⑤ _____　　⑥ _____

⑦ _____　　⑧ _____

⑨ _____

3. 经上矢状窦的横断层面(CT)

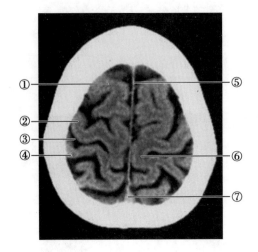

①_____ ②_____

③_____ ④_____

⑤_____ ⑥_____

⑦_____

4. 经中央旁小叶中份的横断层面(CT)

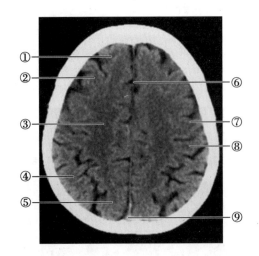

①_____ ②_____

③_____ ④_____

⑤_____ ⑥_____

⑦_____ ⑧_____

⑨_____

5. 经半卵圆中心的横断层面(CT)

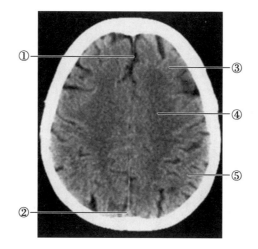

① _____   ② _____
③ _____   ④ _____
⑤ _____

6. 经侧脑室体部上份的横断层面(CT)

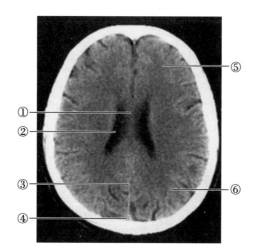

① _____   ② _____
③ _____   ④ _____
⑤ _____   ⑥ _____

7. 经侧脑室体部上份的横断层面(CT,骨窗)

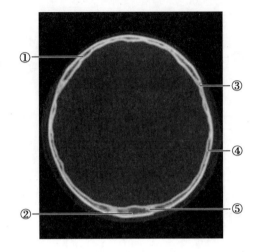

① _____   ② _____
③ _____   ④ _____
⑤ _____

8. 经胼胝体压部的横断层面(CT)

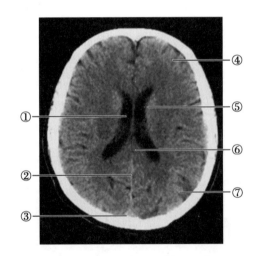

① _____   ② _____
③ _____   ④ _____
⑤ _____   ⑥ _____
⑦ _____

9. 经侧脑室三角区的横断层面(CT)

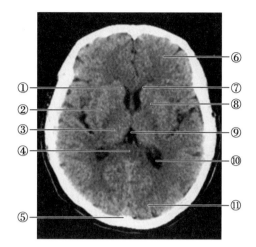

① _____　　② _____

③ _____　　④ _____

⑤ _____　　⑥ _____

⑦ _____　　⑧ _____

⑨ _____　　⑩ _____

⑪ _____

10. 经基底核区的横断层面(CT)

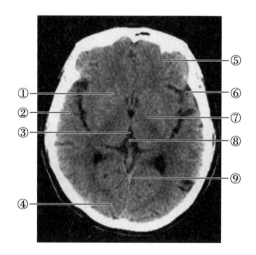

① _____　　② _____

③ _____　　④ _____

⑤ _____　　⑥ _____

⑦ _____　　⑧ _____

⑨ _____

11. 经四叠体池的横断层面(CT)

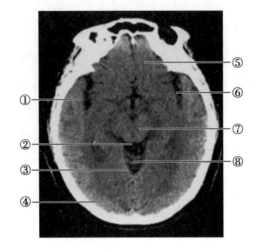

①_____ ②_____
③_____ ④_____
⑤_____ ⑥_____
⑦_____ ⑧_____

12. 经鞍上池的横断层面(CT)

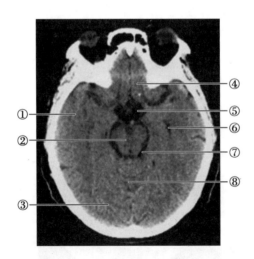

①_____ ②_____
③_____ ④_____
⑤_____ ⑥_____
⑦_____ ⑧_____

13. 经视交叉的横断层面(CT)

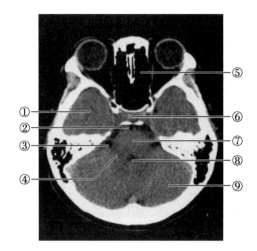

①_____ ②_____
③_____ ④_____
⑤_____ ⑥_____
⑦_____ ⑧_____
⑨_____

14. 经脑桥的横断层面(CT)

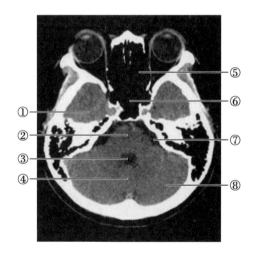

①_____ ②_____
③_____ ④_____
⑤_____ ⑥_____
⑦_____ ⑧_____

15. 经舌骨的横断层面(CT)

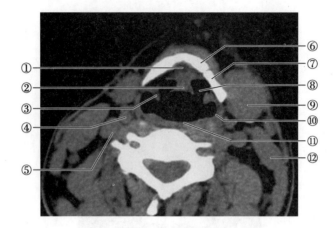

①_____ ②_____
③_____ ④_____
⑤_____ ⑥_____
⑦_____ ⑧_____
⑨_____ ⑩_____
⑪_____ ⑫_____

16. 经杓会厌皱襞的横断层面(CT)

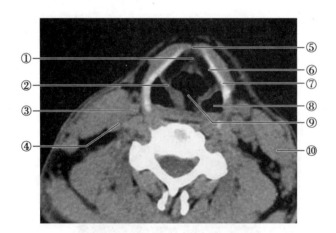

①_____ ②_____
③_____ ④_____
⑤_____ ⑥_____
⑦_____ ⑧_____
⑨_____ ⑩_____

17. 经声带的横断层面(CT)

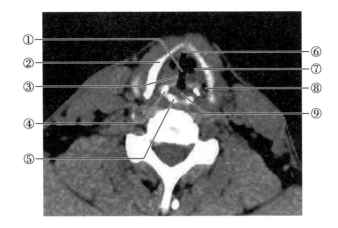

①＿＿＿＿＿＿＿＿＿＿＿＿＿＿　　②＿＿＿＿＿＿＿＿＿＿＿＿＿＿
③＿＿＿＿＿＿＿＿＿＿＿＿＿＿　　④＿＿＿＿＿＿＿＿＿＿＿＿＿＿
⑤＿＿＿＿＿＿＿＿＿＿＿＿＿＿　　⑥＿＿＿＿＿＿＿＿＿＿＿＿＿＿
⑦＿＿＿＿＿＿＿＿＿＿＿＿＿＿　　⑧＿＿＿＿＿＿＿＿＿＿＿＿＿＿
⑨＿＿＿＿＿＿＿＿＿＿＿＿＿＿

18. 经甲状腺的横断层面(CT)

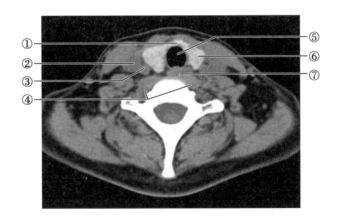

①＿＿＿＿＿＿＿＿＿＿＿＿＿＿　　②＿＿＿＿＿＿＿＿＿＿＿＿＿＿
③＿＿＿＿＿＿＿＿＿＿＿＿＿＿　　④＿＿＿＿＿＿＿＿＿＿＿＿＿＿
⑤＿＿＿＿＿＿＿＿＿＿＿＿＿＿　　⑥＿＿＿＿＿＿＿＿＿＿＿＿＿＿
⑦＿＿＿＿＿＿＿＿＿＿＿＿＿＿

19. 经喉咽断层 MRI（T_1WI）

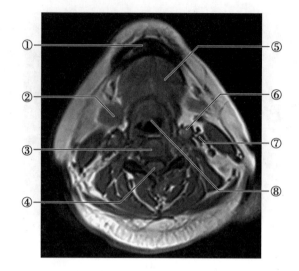

① _____ ② _____
③ _____ ④ _____
⑤ _____ ⑥ _____
⑦ _____ ⑧ _____

20. 经甲状腺矢状层 MRI（T_2WI）

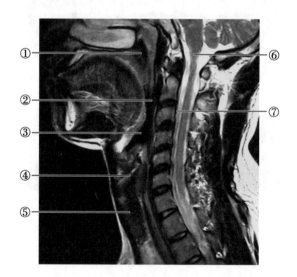

① _____ ② _____
③ _____ ④ _____
⑤ _____ ⑥ _____
⑦ _____

21. 颈部血管重组 MRA

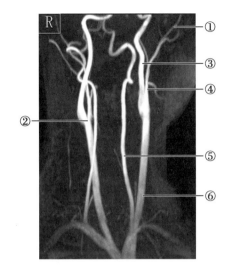

① _____ ② _____
③ _____ ④ _____
⑤ _____ ⑥ _____

二、选择题

（一）A 型选择题（以下每题具备 A、B、C、D、E 五个选项，从中选择一个最佳答案）

1. 脑池中体积最大的是
    A. 脚间池　　　　　　　　B. 小脑上池　　　　　　　　C. 小脑延髓池
    D. 环池　　　　　　　　　E. 脑桥小脑角池
2. 豆状核与屏状核之间的白质区
    A. 内囊　　　　　　　　　B. 外囊　　　　　　　　　　C. 最外囊
    D. 视辐射　　　　　　　　E. 听辐射
3. 显示基底核区的最佳轴位层面
    A. 胼胝体干　　　　　　　B. 胼胝体压部　　　　　　　C. 松果体
    D. 前连合　　　　　　　　E. 后连合
4. 在横断层面上，小脑延髓池两侧的脑组织
    A. 小脑扁桃体　　　　　　B. 小脑半球　　　　　　　　C. 小脑蚓
    D. 枕叶　　　　　　　　　E. 舌回
5. 在横断层面上，上矢状窦的常见形态
    A. 三角形　　　　　　　　B. 四角形　　　　　　　　　C. 圆形
    D. 卵圆形　　　　　　　　E. 不规则形
6. 经基底核区横断层面上最先出现
    A. 背侧丘脑　　　　　　　B. 尾状核　　　　　　　　　C. 豆状核
    D. 屏状核　　　　　　　　E. 杏仁体
7. 横断层面上的侧脑室最先出现其
    A. 前角　　　　　　　　　B. 中央部　　　　　　　　　C. 三角区

D. 后角　　　　　　　　　　　E. 下角

8. 在 CT 影像上,呈现相对较高的密度影
  A. 基底核　　　　　　　　B. 脑髓质　　　　　　　　C. 内囊
  D. 脑室　　　　　　　　　E. 脑池

9. 关于第四脑室的叙述,正确的是
  A. 位于中脑、延髓和小脑之间
  B. 位于间脑内
  C. 位于脑桥、延髓和小脑之间
  D. 两侧丘脑和下丘脑间的一个正中矢状位的裂隙
  E. 借室间孔与第二脑室想通

10. 面神经和前庭蜗神经出入内耳门时所经过的脑池
  A. 小脑延髓池　　　　　　B. 环池　　　　　　　　　C. 小脑上池
  D. 桥池　　　　　　　　　E. 脑桥小脑角池

11. 显示基底核区的最好横断层面
  A. 胼胝体干　　　　　　　B. 胼胝体压部　　　　　　C. 前连合
  D. 后连合　　　　　　　　E. 松果体

12. 识别中央旁小叶的标志
  A. 扣带沟　　　　　　　　B. 扣带沟边缘支　　　　　C. 中央沟
  D. 中央前沟　　　　　　　E. 中央后沟

13. 基底动脉主要行走在
  A. 小脑延髓池　　　　　　B. 环池　　　　　　　　　C. 脑桥小脑角池
  D. 桥池　　　　　　　　　E. 小脑上池

14. 胼胝体压部横断层面上的结构
  A. 胼胝体嘴　　　　　　　B. 胼胝体膝　　　　　　　C. 胼胝体干
  D. 海马　　　　　　　　　E. 海马旁回

15. 胼胝体压部两侧的腔隙为侧脑室
  A. 三角区　　　　　　　　B. 中央部　　　　　　　　C. 前角
  D. 后角　　　　　　　　　E. 下角

16. 在横断层面上,破裂孔呈
  A. 三角形　　　　　　　　B. 四角形　　　　　　　　C. 圆形
  D. 卵圆形　　　　　　　　E. 不规则形

17. 冠状层面上的胼胝体最先出现
  A. 嘴　　　　　　　　　　B. 膝　　　　　　　　　　C. 干
  D. 压部　　　　　　　　　E. 体部

18. 横断层面上的侧脑室从下向上最先出现
  A. 前角　　　　　　　　　B. 中央部　　　　　　　　C. 三角区
  D. 后角　　　　　　　　　E. 下角

19. 在冠状层面上,"人"形大脑镰与小脑幕连接处的腔隙
  A. 上矢状窦　　　　　　　B. 直窦　　　　　　　　　C. 下矢状窦
  D. 大脑大静脉　　　　　　E. 窦汇

20. 下列脑池中位置最高的是
    A. 脚间池   B. 小脑上池   C. 环池
    D. 小脑延髓池   E. 脑桥小脑角池

21. 形成辐射冠的主要结构是
    A. 联络纤维   B. 投射纤维   C. 连合纤维
    D. 胼胝体   E. 基底核

22. 颈前部与项部的分界是
    A. 胸锁乳突肌前缘   B. 胸锁乳突肌后缘   C. 肩胛舌骨肌的后缘
    D. 斜方肌的前缘   E. 以上都不是

23. 颈部的体表标志
    A. 当双目平视时舌骨平第 4 颈椎下缘
    B. 颈动脉结节为第 7 颈椎横突前结节
    C. 甲状软骨上缘平第 2 颈椎上缘
    D. 环状软骨弓平第 6 颈椎横突
    E. 在锁骨上大窝底部可触及锁骨下动脉搏动

24. 环状软骨弓两侧平对
    A. 第 5 颈椎横突   B. 第 5 颈椎上缘   C. 第 6 颈椎横突
    D. 第 6 颈椎上缘   E. 第 6 颈椎横突前结节

25. 下面有关甲状腺的描述哪一项是**错误**的
    A. 甲状腺呈 H 形,分为左、右两侧叶及其相连的甲状腺峡
    B. 甲状腺具有真、假两层被膜,真、假被膜之间的间隙称为囊鞘间隙
    C. 甲状腺上端达甲状软骨上缘
    D. 下端至第 6 气管软骨
    E. 甲状腺峡位于第 2~4 气管软骨前方

26. 气管颈部上平
    A. 第 4 颈椎下缘接环状软骨   B. 第 5 颈椎下缘接环状软骨
    C. 第 6 颈椎下缘接环状软骨   D. 第 7 颈椎下缘接环状软骨
    E. 胸骨颈静脉切迹接环状软骨

27. 颈外侧淋巴结的分组是
    A. 以颈部浅筋膜为界分为浅、深两组   B. 以颈筋膜浅层为界分为浅、深两组
    C. 以颈筋膜中层为界分为浅、深两组   D. 以颈筋膜深层为界分为浅、深两组
    E. 以颈动脉鞘为界分为浅、深两组

28. 颈前区指
    A. 两侧胸锁乳突肌前缘之间的部分
    B. 两侧斜方肌前缘之间的部分
    C. 两侧斜方肌前缘之间和脊柱颈部前方的部分
    D. 两侧胸锁乳突肌后缘之间的部分
    E. 一侧胸锁乳突肌前缘与颈前正中线之间的部分

29. 关于气管前间隙的叙述,下列哪项是正确的
    A. 位于气管前筋膜与颈深筋膜深层之间
    B. 位于气管前筋膜与颈深筋膜浅层之间
    C. 位于气管前筋膜与气管颈部之间

D. 位于气管前筋膜与颊咽筋膜之间

E. 此间隙与椎前间隙相交通

30. 咽旁间隙与以下哪个间隙相连通

A. 锁骨上间隙
B. 胸骨上间隙
C. 气管前间隙

D. 咽后间隙
E. 椎前间隙

31. 关于声门裂的描述,**错误**的是

A. 喉腔中最狭窄的部位

B. 此处组织疏松,易发炎症和喉癌

C. 小儿喉腔小,此处水肿易致喉堵塞而出现呼吸困难

D. 其后端两侧有杓状会厌襞,分隔喉腔和咽腔

E. 成年女性的声门裂较男性更细而长

32. 下列关于颈总动脉的描述,正确的是

A. 两侧均起于主动脉弓
B. 左颈总动脉起于头臂干

C. 起始处发出甲状腺上动脉
D. 分支为颈内、颈外动脉

E. 右侧起于主动脉弓

33. 下列关于颈内静脉的描述,正确的是

A. 主要属支中有甲状腺下静脉与面静脉

B. 在颈动脉鞘内位于颈内动脉与迷走神经后方

C. 与乙状窦相延续

D. 与头臂静脉汇合成上腔静脉

E. 仅收集颅内的静脉血

34. 下列关于锁骨下动脉的描述,正确的是

A. 右侧起于主动脉弓
B. 左侧起于头臂干
C. 移行为肱动脉

D. 椎动脉是其主要分支
E. 分支不包括胸廓内动脉

35. 颈部 MRA 成像时应注意

A. 显示慢流血管采用 3D-TOF

B. 显示慢流血管可采用 3D-PC

C. 显示快流血管首选 3D-TOF

D. 显示快流血管首选 3D-PC

E. CE-MRA 显示动脉或静脉血管和狭窄区域

36. 颈部 MRA 成像技术应用**错误**的是

A. 线圈用颈部表面线圈、头颈联合相控阵线圈

B. TOF-MRA 用横断位

C. PC-MRA 用冠状位扫描

D. TOF-MRA 动脉成像,预饱和带设置于扫描范围外的动脉近端

E. 静脉成像预饱和带设置于扫描范围外的静脉近端

37. MRA 对下列血管病变显示最好的是

A. 动静脉畸形
B. 急性期出血
C. 蛛网膜下腔出血

D. 亚急性期出血
E. 海绵状血管瘤

38. 利用 TOF 技术进行颈部动脉 MRA,为避免静脉显影,应

A. 在成像区域的上方设置预饱和带
B. 在成像区域的下方设置预饱和带

C. 在成像区域的前方设置预饱和带　　　　D. 在成像区域的后方设置预饱和带

E. 在上述四个方向均设置预饱和带

39. 在 MRA 技术中,预饱和技术常用于抑制

A. 吞咽运动伪影　　　　　　　　B. 心搏伪影　　　　　　　　C. 呼吸运动伪影

D. 化学位移伪影　　　　　　　　E. 逆向流动液体信号

(二) X 型选择题(以下每题具备 A、B、C、D、E 五个选项,从中选择所有正确答案)

1. 经半卵圆中心横断层面上的结构

A. 楔叶　　　　　　　　　　　B. 楔前叶　　　　　　　　　C. 缘上回

D. 外侧沟　　　　　　　　　　E. 顶枕沟

2. 经胼胝体干横断层面上的结构

A. 侧脑室　　　　　　　　　　B. 第三脑室　　　　　　　　C. 尾状核

D. 外侧沟　　　　　　　　　　E. 顶枕沟

3. 经第五脑室上部横断层面上的结构

A. 内囊　　　　　　　　　　　B. 外囊　　　　　　　　　　C. 最外囊

D. 第五脑室　　　　　　　　　E. 第六脑室

4. 颅脑部正中矢状面上的脑池

A. 脚间池　　　　　　　　　　B. 桥池　　　　　　　　　　C. 延池

D. 小脑延髓池　　　　　　　　E. 脑桥小脑角池

5. 颅脑部正中矢状面上的脑室

A. 侧脑室　　　　　　　　　　B. 第三脑室　　　　　　　　C. 第四脑室

D. 第五脑室　　　　　　　　　E. 第六脑室

6. 半卵圆中心以上的横断层面上可出现下列哪些结构

A. 额叶　　　　　　　　　　　B. 顶叶　　　　　　　　　　C. 枕叶

D. 颞叶　　　　　　　　　　　E. 楔叶

7. 胼胝体压部的横断层面上可出现下列哪些结构

A. 内囊　　　　　　　　　　　B. 外囊　　　　　　　　　　C. 最外囊

D. 第五脑室　　　　　　　　　E. 第六脑室

8. 成对的脑池有

A. 大脑纵裂池　　　　　　　　B. 大脑外侧窝池　　　　　　C. 环池

D. 脑桥小脑角池　　　　　　　E. 脚间池

9. 属于颈动脉鞘内的结构是

A. 颈总动脉　　　　　　　　　B. 颈外动脉　　　　　　　　C. 颈内动脉

D. 颈内静脉　　　　　　　　　E. 迷走神经

10. 属于颈动脉三角内的神经有

A. 面神经　　　　　　　　　　B. 舌咽神经　　　　　　　　C. 迷走神经

D. 副神经　　　　　　　　　　E. 舌下神经

11. 颈部横断层解剖的甲状软骨上份和喉前庭层面特征为

A. 甲状软骨呈八字形向后张开

B. 甲状软骨前端可见喉结,中间则为缩窄呈矢状位的喉中间腔

C. 会厌软骨后方可见喉前庭、喉咽及其两侧的梨状隐窝

D. 咽后壁多见淋巴组织脓肿和增生

E. 甲状腺呈楔形包绕于喉和气管、咽和食管的前外侧

12. 颈后三角

    A. 在椎前筋膜浅面、胸锁乳突肌和斜方肌之间

    B. 在颈部 CT 和 MRI 影像中恒定可见

    C. 内有副神经、臂丛根部、颈外静脉等

    D. 胃癌、食管癌易转移至此

    E. 甲状腺肿大可向后压迫三角内的结构

13. 舌骨在 CT 图像上的意义

    A. 喉起始的标志

    B. 舌骨大角后外方常指示着颈总动脉的分叉

    C. 舌骨大角后外方的淋巴结为喉癌淋巴结转移最为多见的一站

    D. 梨状隐窝总是在舌骨大角的内侧

    E. 以上均正确

14. 关于甲状腺悬韧带的描述，哪几项是正确的

    A. 将甲状腺固定于喉和气管壁上

    B. 由甲状腺假被膜增厚形成

    C. 由甲状腺真被膜增厚形成

    D. 其后方有喉返神经

    E. 将甲状腺只固定于甲状软骨上

15. MRI 检查脊柱与脊髓疾病的优势是

    A. 直接矢状面、冠状面成像，清楚显示脊髓全貌

    B. 显示骨质和钙化

    C. 借助不同成像参数的检查，加强病灶的组织特性的显示

    D. 显示血管结构的细节优于血管造影

    E. 无电离辐射

16. 颈内动脉按其行程可分为

    A. 胸部   B. 颈部   C. 岩部

    D. 海绵窦部   E. 前床突上部

17. 从主动脉弓直接发出

    A. 头臂干   B. 右颈总动脉   C. 左颈总动脉

    D. 右锁骨下动脉   E. 左锁骨下动脉

三、名词解释

  1. 听眦线

  2. 半卵圆中心

  3. 第五脑室

  4. 脑池

  5. 鞍上池

  6. 内囊

  7. 辐射冠

  8. 喉前庭

9. 声门下区

10. 声门旁间隙

11. 会厌前间隙

12. Willis 环

四、简答题

1. 简述颅脑轴位扫描的常用基线及临床意义。

2. 简述帆间池与第三脑室在轴位扫描时的区别。

3. 简述小脑幕轴位成像的特点。

4. 简述颅脑部结构在 CT 影像上的表现。

5. 简述颅脑部结构在 MRI 影像上的表现。

6. 简述半卵圆中心的位置、形成及影像上的表现。

7. 简述鞍上池的位置、形态、组成、交通及毗邻结构。

8. 简述内囊的位置、分部及临床意义。

9. 试述颈部境界与分区?

10. 解剖学和影像断层解剖学是如何描述喉腔的?

11. 试述甲状腺的位置与毗邻。

12. 简述锁骨下动脉的起止、行程及其分支分布。

13. 进入颅腔的动脉有哪些? 它们分别起自何动脉? 经什么部位入颅?

14. 简述颈部增强 MRA 优缺点。

五、案例分析题

1. 患者,女,71 岁。头晕、头痛伴肢体麻木 1 周。临床医生诊断:脑卒中。

请分析:该患者可做哪些医学影像检查? 为什么?

2. 患者,男,63 岁。高血压、糖尿病 8 年余,突发右侧肢体乏力,肌张力减低,伴感觉迟钝 2h,伴恶心、呕吐、大汗淋漓。

请分析:该患者可做哪些医学影像检查明确病变? 为什么?

3. 患者,女,40 岁。近期烦躁,易出汗,消瘦;血压 165mm/100mmHg;颈部肿大,突眼。临床医生诊断:桥本甲状腺炎。

请分析:该患者术可做哪些医学影像检查? 为什么?

4. 患者,女,25 岁。感右上肢痛温觉消失近 3 个月。MRI 示上颈髓内多发 T_1WI 低信号、T_2WI 高信号囊腔,呈串珠状。

请分析:该患者颈部 MRI 扫描应用哪些序列及方位? 为什么?

5. 患者,女,60 岁,感头晕近 3 个月。头颅 MRI 未见明显异常改变。颈椎 MRI 示颈 3/4 到 6/7 椎间盘突出(中央型),颈椎退行性改变。

请分析:该患者还须做哪些医学影像检查? 为什么?

(付升旗 侯刚强 王飞 徐菲 赵星)

第三章　胸部

第一部分　实 训 目 标

◆ **掌握**:肺及心脏大血管的 DR 解剖;肺分叶依据,肺窗、纵隔窗 CT 影像特点,胸部肺窗及纵隔窗各代表层面的主要结构和表现;心脏、大血管的 MRI 解剖结构正常表现;心脏、主动脉、肺动脉及冠状动脉 DSA 的解剖结构及主要分支、走行;心脏、主动脉、肺动脉及冠状动脉 DSA 技术操作中的适应证、禁忌证、并发症和常用投照体位;正常心脏 M 型超声心动图及常用二维超声心动图图像;正常乳腺超声图像表现。

◆ **熟悉**:胸廓、气管及支气管、胸膜、纵隔、横膈的 DR 解剖;各肺段分布,各结构的毗邻关系;心脏、大血管 MRI 技术操作中的常用扫描序列;正常心脏各瓣膜彩色多普勒血流图像特点及频谱多普勒的正常波形;乳腺结构超声分型。

◆ **了解**:乳腺 DR 解剖及分型、胸部 MRI 扫描方法、DSA 仪器设备和器械的胸部临床应用情况。

第二部分　岗位技能要点解析

一、胸部 DR 正位

（一）胸壁 DR 解剖

胸壁包括胸壁软组织和胸廓,正常胸廓两侧对称。

1. 胸壁软组织包括皮肤、皮下脂肪、肌肉等。皮肤在胸部 DR 正位片上表现为致密线条影,下方为皮下脂肪层,呈较为透亮的灰黑色,肌肉等软组织一般呈灰白色。软组织阴影主要包括锁骨上皮肤皱褶、胸锁乳突肌、胸大肌、乳房及乳头,还有伴随阴影等。

2. 胸廓由后方的胸椎、两侧的肩胛骨、前上方的锁骨、前方的胸骨和周围的肋骨共同围成的上小下大、前低后高的圆锥形结构。

（1）胸椎:在标准胸部 DR 正位片上,胸椎重叠于纵隔影内,第1~4胸椎清楚可见,其余在心脏大血管后方的椎体仅隐约可见。

（2）肩胛骨:位于胸廓后外上方,呈内缘较为平直的倒三角形影,在标准胸部 DR 正位片上,应投影于肺野之外。

（3）锁骨:在标准胸部 DR 正位片上,两侧锁骨呈横 S 形,两侧锁骨内端应与中线等距。

（4）胸骨:在标准胸部 DR 正位片上,胸骨大部分与纵隔影重叠,仅有胸骨柄两侧突出于纵隔影之外。若摄影位置略有偏斜,某一侧突出可能更为明显,有时会误认为肺内或纵隔内病变。

（5）肋骨:肋骨和肋间隙常为胸部病变的定位标志。临床上常将肋骨分为前肋和后肋,前肋和后肋不在同一平面上,均由后上向前下倾斜,肋软骨未钙化时,在 X 线片上不显影,表现为肋骨前端游离。肋骨常见的先天性变异有颈肋、叉状肋、肋骨融合等。

（二）气管和支气管 DR 解剖

在标准胸部 DR 正位片上,气管和肺门区的主、叶支气管均显示为管状透亮影,肺段以下支气管因与周围含气肺组织缺乏对比,无法正常显示。

1. 气管　起于喉部环状软骨下缘,位于上纵隔中部,在第 4 胸椎下缘水平分为左、右主支气管,气管分叉部略偏右,其下壁形成气管隆嵴。

2. 支气管及其分支　右侧主支气管较粗短,可视为气管的直接延续,走行陡直。左侧主支气管较细长。两侧主支气管分别分出肺叶支气管,继而又分出肺段支气管,经多次分支,最后分支为终末细支气管。

（三）肺 DR 解剖

肺的各解剖结构投影在 X 线片上表现为肺野、肺门和肺纹理。

1. 肺野　充满气体的两肺在胸片上表现为均匀一致透明的区域称为肺野。肺野横向划分分别在第 2、4 肋骨前端下缘划一水平线,将肺野分为上、中、下三个野。肺野纵向划分分别将两侧肺野纵行分为三等份,从而分为内、中、外三个带。

2. 肺门　指肺动脉、肺静脉、支气管、淋巴组织、神经及周围的结缔组织在 X 线片上的总合投影,位于纵隔两边。肺动脉和肺静脉的大分支为主要组成部分,尤以肺动脉为主,正常淋巴组织、神经及结缔组织不显示。

正位胸片上,肺门位于两肺中野的内带,第 2~4 前肋之间,一般左侧肺门较右侧高 1~2cm。

右肺门分上、下两部分,上部由右上肺静脉、右上肺动脉及右下肺动脉干后回归支构成,其最外侧由上叶后肺静脉,偶由上肺静脉后下干形成;下部由右下肺动脉干构成,正常成人其宽度不超过 15mm。上、下部的夹角称肺门角。

左肺门以左主支气管上壁为界分上、下两部分,上部由左肺动脉弓构成,呈边缘光滑的半圆形影,勿误认为肺内肿块;下部由左下肺动脉构成,大部分被心影遮盖。

3. 肺纹理　自肺门向外呈放射分布的树枝状影,称肺纹理。肺纹理由肺动脉、肺静脉组成,其中主要是肺动脉分支,支气管、淋巴管及少量间质组织也参与肺纹理的形成。

4. 肺叶　由叶间胸膜分隔而成,右肺分为上、中、下三个肺叶,左肺分为上、下两个肺叶。在胸部 DR 片上,除根据显影的叶间胸膜分辨肺叶外,大多数情况下均不能完全显示肺叶的分界,但可结合正、侧位胸片推断各肺叶的大致位置。

5. 肺段　每个肺段支气管的分支及其所属肺组织构成一个支气管肺段,简称肺段。每个肺叶由 2~5 个肺段组成,每个肺段有其单独的肺段支气管,肺段通常呈圆锥形,尖端指向肺门,底部朝向肺的外围,肺段之间无明显的边界。肺段的名称与其相应的支气管名称一致,左肺两叶共 8 段,右肺共 10 段。

（四）心脏大血管 DR 解剖

胸部 DR 正位(后前位)是心脏与大血管的基本摄片体位,根据病情需要,再选择斜位或左侧位。摄后前位片用于观察心脏形态、左心房、左心室、右心房、主动脉、肺动脉和肺门血管的形态及其相互关系,进行心脏大血管的测量。

1. 心血管 X 线正常表现　心影位于两肺之间,膈肌之上,向前平对胸骨体,向后平对第 5~8 胸椎。约 2/3 位于胸骨中线左侧,1/3 位于右侧,心尖指向左下。心影分左右两缘。

心右缘分为上、下两段,两者之间有一浅的切迹。上段较陡直为上腔静脉,其向下进入右心房。下段圆隆,主要由右心房右壁构成。心缘与膈之间的交角为心膈角,分为左、右两侧。右心膈角区有时可见下腔静脉影,其向上进入右心房。

心左缘分为上、中、下三段。上段向外突起的部分为主动脉结。中段由主肺动脉干左缘构成，称为肺动脉段，此处向内凹入，称为心腰。肺动脉段与左心室缘之间为左心耳，但正常情况下不隆起，X线片上不能显示。下段由左心室构成，左心室缘向外下方延伸然后向内，转弯处为心尖部。

2. 正常心型 正常心脏形态有很大变异，主要取决于体型、年龄、横膈高度和呼吸状态等因素，大致可分为三种类型。

（1）垂位心：见于瘦长体形，胸廓狭长，膈位置低，心影狭长，心膈接触面小，心纵轴与水平面的夹角大于45°，心胸比率小于0.5。

（2）斜位心：见于适中体形，胸廓介于另两型之间，心膈接触面适中，心纵轴与水平面的夹角约45°心胸比率约为0.5，心腰平直。

（3）横位心：见于短胖体形，胸廓宽短，膈位置高，心纵轴与水平面的夹角小于45°，心膈接触面大，心胸比率略大于0.5，主动脉结明显，心腰部凹陷。

3. 正位心胸比率 指心影最大横径与胸廓最大横径的比率，是常用来估测心脏大小的指标，心胸比率＝（T_1+T_2）/T。正常人心胸比率≤0.5，最大不超过0.52。大于此数值应认为心脏增大。此法较简便，但受体型及膈肌位置的影响，只能对心脏大小作粗略估计，不适于横位心及垂位心的测量。

（五）胸膜 DR 解剖

胸膜分为两层，包裹肺和叶间的部分为脏层胸膜，与胸壁、纵隔及横膈相贴的为壁层胸膜，两侧胸膜之间为潜在的胸膜腔，其内为负压。由于正常胸膜菲薄，一般不显影，只有胸膜反折处或叶间胸膜走行与X线平行时方可显示为薄层状或线状致密影。

1. 肺尖部胸膜转折（第1、2肋骨伴随阴影） 在后前位胸片上，于肺尖部沿第1和第2肋骨的下缘可见1~2mm的线条状阴影，边缘光滑。

2. 叶间胸膜转折（叶间裂）

（1）斜裂：自后上斜向前下的线条状阴影，右侧斜裂的后端起始于第5后肋端水平，斜向前下方走行。左侧斜裂后端起始点较右侧稍高，在3~4后肋端水平，其前下端达肺的前下缘。

（2）横裂：又称水平裂，正位片表现为右中肺野横行细线状阴影，从第6肋腋部水平自外向内延伸，并止于肺门外1cm处。侧位片，横裂起自斜裂中部，向前呈水平方向走行达到前壁。

（六）膈 DR 解剖

正位片上两侧膈均呈圆顶状，内高外低，前高后低，膈内侧与心脏形成心膈角，外侧与胸壁间形成尖锐的肋膈角。侧位片上，膈前面高后面低，前端与前胸壁形成前肋膈角，后部明显向后、下倾斜，与后胸壁形成后肋膈角，位置低而深。正常前肋膈角为钝角，后肋膈角位置最低为锐角。

膈的局部发育较薄弱或张力不均时，向上呈一半圆形凸起，称为局限性膈膨升。有时在深吸气状态下，膈可呈波浪状，称为"波浪膈"。

（七）纵隔 DR 解剖

在胸部 DR 正位片上，纵隔为中部透光度最低的阴影。胸腺位于前纵隔上部，胸骨之后，气管、心脏及大血管之前。新生儿胸腺相对较大。至青春期，胸腺的重量达最大程度，以后就逐渐萎缩。正常成人，胸腺体积甚小，完全位于纵隔轮廓之内，于胸部 DR 正位及侧位片上均不能显示。

二、胸部 DR 左侧位

胸部左侧位是观察胸廓、主动脉和心脏大小、形态常用的体位。要求学生能够在识别胸部 DR 左侧位片上的主要影像结构，能够进行纵隔分区。

（一）胸部左侧位 DR 解剖

心前缘分三段，下段为右心室，其向上向后延续为中段的右室流出道与肺动脉干，肺动脉干向后与主动脉相重叠，并被掩盖。升主动脉在主肺动脉上方构成心前缘上段，几乎呈垂直走行，其上端向后延续为主动脉弓。

心后缘分为上下两段,上段为左心房,下段为左心室,一般两者之间无明确分界。

(二)纵隔分区

纵隔肿瘤及肿瘤样病变多有特定的好发部位,胸部 DR 片诊断纵隔病变的主要依据是病变部位。纵隔分区在纵隔病变的 X 线诊断中具有重要意义。

纵隔三分区法,即在侧位胸片上,将纵隔纵向划分为前、中、后三部分。心包、升主动脉前缘、气管的前壁为前、中纵隔的分界线,食管的前壁为中、后纵隔的分界线。九分区法是在三分法的基础上以胸骨角至第 4 胸椎体下缘作连线分为上、中纵隔,自胸骨体下部及第 4 前肋部水平,经肺门下缘至第 8 胸椎下缘作一水平线作为中、下纵隔的分界线。

三、乳腺 DR

数字化乳腺 X 线摄影又称乳腺 DR,主要用于乳腺癌的筛查和诊断,是乳腺疾病最基本和首选的影像检查方法,可以检出临床触诊阴性的早期乳腺癌。要求学生能在乳腺 DR 片上识别常见的影像结构并能区别四种不同的乳腺类型。

(一)乳腺 DR 解剖

1. 乳头　X 线表现为突出于乳房中央,呈突起状态、扁平形或稍有内陷类圆形阴影。

2. 皮肤　X 线表现为光滑整齐、密度稍高的线样软组织密度影,厚度均匀,但在下后方邻近胸壁反褶处的皮肤略厚。

3. 乳晕　X 线表现为乳头后方密度高于皮肤的圆盘状软组织阴影。乳晕区是以乳头为中心直径 3.0~4.0cm 所属范围。

4. 皮下脂肪层　X 线片上为皮肤深部呈高度透亮带,介于皮肤与浅筋膜间,光滑匀称,一般厚度在 10mm 左右。

5. Cooper 韧带　X 线表现为皮下脂肪层中半环形条索状阴影,向后与腺体相连,向前伸延至皮肤。

6. 乳腺导管　正常人有 15~20 支输乳管,开头于乳头,呈放射状向乳腺深部走行,并逐渐分支,最后终止于腺泡。X 线平片上有时可显示大导管,起自乳头下方,呈线样放射状向乳腺深部走行,但也可表现为均匀密度的扇形影而无法辨认各支导管。X 线平片上乳腺导管表现的线样影同纤维组织构成的线样影难以鉴别,可统称为乳腺小梁。乳腺导管造影能清楚显示大导管及分支导管。

7. 乳腺实质　X 线片上呈密度较高的致密影,是由许多小叶及周围纤维组织间质融合而成的片状阴影,其边缘多较模糊。

(二)乳腺分型

由于正常乳腺的 X 线表现个体差异很大,缺乏恒定的 X 线类型。目前,美国放射学院根据乳腺构成的纤维腺体组织密度高低和分布范围将乳腺分为 4 型:①脂肪型,腺体组织占 25% 以下,乳腺内几乎全部为脂肪组织。②少量腺体型,腺体组织占 25%~50%,散在分布于乳腺内。③多量腺体型,腺体组织占 51%~75%,乳腺表现为不均匀致密形态。④致密型,腺体组织占 75% 以上,乳腺组织非常致密。

四、胸部 MRI

1. 检查前准备　无磁共振检查一般禁忌证,如金属植入物;心率小于 75 次/min,无心律不齐;经过呼吸训练。

2. 线圈体部相控阵线圈。

3. 检查体位

(1)仰卧位,足先进,身体与床体保持一致,使扫描部位尽量靠近主磁场及线圈的中心,双手上举,两手臂交叉抱头(注:双手不要交叉为环路)。

(2)观察患者胸前肋下区域呼吸幅度最明显的位置,安置呼吸门控,使其显示的呼吸幅度波形超过上下位置的30%,而后训练患者的呼吸规律及屏气,一般在患者呼气末屏气(如患者在此时刻屏气不理想,在其他时刻屏气也可,对图像的影响并不是很大)。

(3)如不观察大血管及心脏的结构,可不用VCG门控及PG门控。线圈包含范围上至肩胛骨上缘,定位中心于胸骨角至剑突连线的中点。

4. 方位及序列 常规扫描横断位、冠状位,必要时加扫矢状位。

(1)横断面:横断面 T_1 加权序列或呼吸补偿 T_1 序列、门控 T_2 脂肪抑制序列、门控弥散加权序列。扫描范围上至肺尖,下膈肌脚,包括整个胸腔及病变范围。添加上下饱和带,减小血管搏动伪影;频率编码为左右方向;使用较大的 FOV 防止卷积伪影;如扫描时间较长,可使用分多次屏气扫描完成。对于 FS 的脂肪抑制,需要添加局部匀场;如果脂肪抑制效果欠佳,可以考虑使用 STIR 序列扫描;B 值不宜过大(一般在 600~800)。

(2)冠状面:扫描范围包括整个胸腔,包括整个病变范围,获取快速扰相梯度回波 T_1 序列、单次激发 FSE T_2 序列图像。添加上下饱和带,减小血管搏动伪影,使用半回波技术也可减小血管搏动伪影。频率编码为上下方向。使用较大的 FOV(一般需超过解剖范围25%)防止卷积伪影,并使用 ASSET(加速因子不宜过大)技术。如扫描时间较长,可使用分多次屏气扫描完成。

(3)增强扫描:横断位、冠状位,必要时加扫矢状位。扫描序列包括横轴位 LAVAMASK 序列、LAVA 多期动态增强扫描序列,冠状位 LAVA 增强扫描序列。

5. 技术参数 FOV 36~40cm,层厚 6.0~8.0mm,层间距 1.0~2.0mm,矩阵不小于320×224,造影剂 0.1mmol/kg 或 2ml/10kg,速率 2.0~3.0ml/s。

五、心脏大血管 DSA

心脏和大血管常做的 DSA 检查有心脏、主动脉及肺动脉 DSA。DSA 主要检查心脏、主动脉和肺动脉及其分支的走行、腔内解剖结构及某些疾病(如房间隔缺损、室间隔缺损、动脉导管未闭等先天性心脏病,以及主动脉瘤、肺动脉栓塞等),显示腔内病变的形态、程度、位置等,并判断预后。

DSA 目前在全身血管成像中广泛应用,是诊断冠状动脉病变的金标准。DSA 检查主要注意以下几点:

1. 由于 DSA 是利用 X 线成像,因此忌短时间内反复检查,忌婴、幼、儿童滥用,孕妇慎做 DSA。

2. DSA 检查时应尽量做好对非检查部位的 X 线防护,以减少不必要的辐射。

六、冠状动脉 DSA

冠状动脉 DSA 检查的主要适应证:①临床考虑冠心病。②临床症状不典型,但心电图有缺血改变者。③对年龄超过45岁,需行心脏重大手术者。④冠状动脉成形术或冠脉搭桥术前。⑤怀疑冠状动脉畸形。⑥辨别诊断不明原因的心律失常和左心功能不全。⑦高危职业的健康体检。

禁忌证:①严重心、肝、肾功能障碍。②发热及感染性疾病。③碘制剂过敏和凝血功能障碍者。④低钾血症。

常用器材:动脉穿刺鞘组,J 型长导丝和造影导管。Judkin 导管最常用,分左冠状动脉导管和右冠状动脉导管。其他型号有 Amplatz 型和 Sones 型。常用投照体位有肝位(右前斜 30°+足30°),显示左主干,前降支近段和回旋支及其分支;蜘蛛位(左前斜 45°+足 30°),显示左主干,前降支的近段及开口部和回旋支;左肩位(左前斜 30°+头 30°),显示左主干,前降支的中远段,回旋支;右肩位(右前斜 30°+头 30°),主要显示前降支的近中段及近段的分支。

并发症:有严重心律失常、心绞痛、急性心肌梗死、栓塞、死亡等。

七、心脏超声检查

心脏超声检查主要显示心脏结构性病变及功能性疾病,常用的检查方式有 M 型超声心动图、二维超声心动图声、多普勒超声心动图。

心脏超声检查是很普通的检查,无电离辐射,适应于各种人群,无需特殊准备,受检者检查时,一般取仰卧位,必要时取左侧卧位或右侧卧位。如需行胸骨上窝检查时,可取坐位或仰卧位,将肩部垫高,裸露颈部,头朝左或右稍偏转。如做剑突下检查时,可让受检者屈膝放松腹部。受检者一般平静呼吸即可。少数肺气较多者可请受检者在呼气末屏气;在剑突下探查时,吸气可使心脏更接近探头。受检者特殊情况下,需家属进入检查室内陪同。

八、乳腺超声

乳腺超声检查是乳腺疾病检查的常用检查方法,主要检查乳腺小叶增生,乳腺良、恶性肿块等疾病。

受检者检查常规采用仰卧位,充分暴露乳房,仰卧于检查床上。检查时应隔离检查空间,注意保护患者隐私。

第三部分　导 学 练 习

一、读片填图题

1. 胸部 DR 正位片

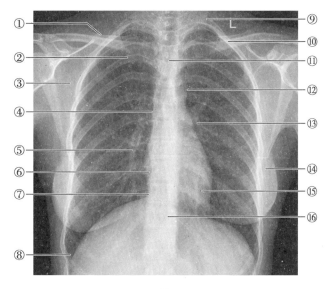

① _____　② _____
③ _____　④ _____
⑤ _____　⑥ _____
⑦ _____　⑧ _____
⑨ _____　⑩ _____
⑪ _____　⑫ _____

⑬＿＿＿＿＿＿＿＿＿＿＿＿＿＿＿＿　　⑭＿＿＿＿＿＿＿＿＿＿＿＿＿＿＿＿

⑮＿＿＿＿＿＿＿＿＿＿＿＿＿＿＿＿　　⑯＿＿＿＿＿＿＿＿＿＿＿＿＿＿＿＿

2. 胸部 DR 左侧位片

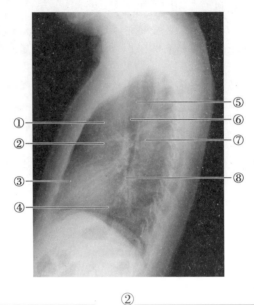

①＿＿＿＿＿＿＿＿＿＿＿＿＿＿＿＿　　②＿＿＿＿＿＿＿＿＿＿＿＿＿＿＿＿

③＿＿＿＿＿＿＿＿＿＿＿＿＿＿＿＿　　④＿＿＿＿＿＿＿＿＿＿＿＿＿＿＿＿

⑤＿＿＿＿＿＿＿＿＿＿＿＿＿＿＿＿　　⑥＿＿＿＿＿＿＿＿＿＿＿＿＿＿＿＿

⑦＿＿＿＿＿＿＿＿＿＿＿＿＿＿＿＿　　⑧＿＿＿＿＿＿＿＿＿＿＿＿＿＿＿＿

3. 乳腺 DR 轴位片

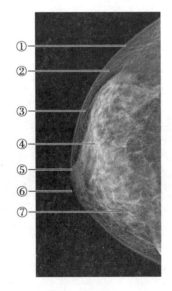

①＿＿＿＿＿＿＿＿＿＿＿＿＿＿＿＿　　②＿＿＿＿＿＿＿＿＿＿＿＿＿＿＿＿

③＿＿＿＿＿＿＿＿＿＿＿＿＿＿＿＿　　④＿＿＿＿＿＿＿＿＿＿＿＿＿＿＿＿

⑤＿＿＿＿＿＿＿＿＿＿＿＿＿＿＿＿　　⑥＿＿＿＿＿＿＿＿＿＿＿＿＿＿＿＿

⑦＿＿＿＿＿＿＿＿＿＿＿＿＿＿＿＿

4. 经中间段支气管 CT

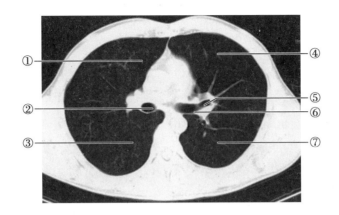

①＿＿＿＿＿＿＿＿＿＿＿＿＿＿＿＿＿　②＿＿＿＿＿＿＿＿＿＿＿＿＿＿＿＿＿

③＿＿＿＿＿＿＿＿＿＿＿＿＿＿＿＿＿　④＿＿＿＿＿＿＿＿＿＿＿＿＿＿＿＿＿

⑤＿＿＿＿＿＿＿＿＿＿＿＿＿＿＿＿＿　⑥＿＿＿＿＿＿＿＿＿＿＿＿＿＿＿＿＿

⑦＿＿＿＿＿＿＿＿＿＿＿＿＿＿＿＿＿

5. 经胸廓入口 CT

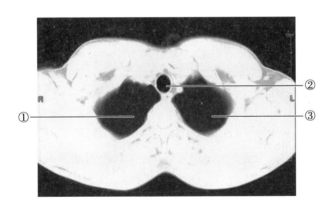

①＿＿＿＿＿＿＿＿＿＿＿＿＿＿＿＿＿　②＿＿＿＿＿＿＿＿＿＿＿＿＿＿＿＿＿

③＿＿＿＿＿＿＿＿＿＿＿＿＿＿＿＿＿

6. 经双心室横断层 CT

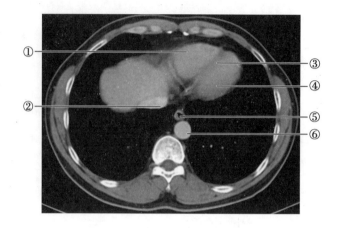

①_____ ②_____
③_____ ④_____
⑤_____ ⑥_____

7. 经双心室横断层面 MRI T_2WI

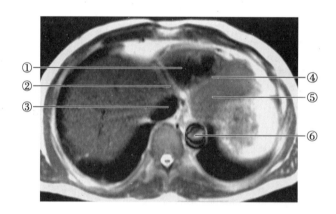

①_____ ②_____
③_____ ④_____
⑤_____ ⑥_____

8. 经五腔心横断层面 MRI T_2WI

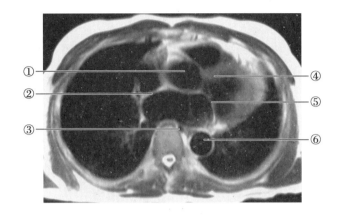

①_____　②_____
③_____　④_____
⑤_____　⑥_____

9. 经肺动脉干及左右肺动脉横断层面 MRI

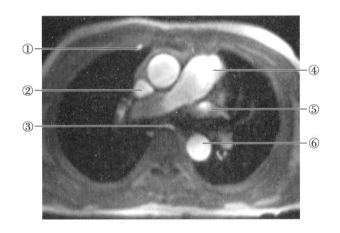

①_____　②_____
③_____　④_____
⑤_____　⑥_____

10. 经主动脉全段矢状层面 MRI

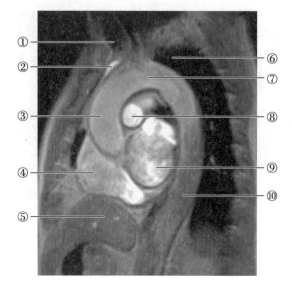

① _____ ② _____
③ _____ ④ _____
⑤ _____ ⑥ _____
⑦ _____ ⑧ _____
⑨ _____ ⑩ _____

11. 心脏短轴 MRI 断层

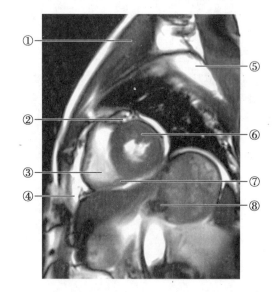

① _____ ② _____
③ _____ ④ _____
⑤ _____ ⑥ _____
⑦ _____ ⑧ _____

12. 主动脉及其分支（DSA）

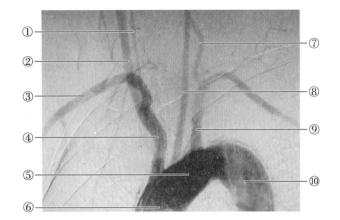

①＿＿＿＿＿＿＿＿＿＿＿＿＿＿＿　②＿＿＿＿＿＿＿＿＿＿＿＿＿＿＿

③＿＿＿＿＿＿＿＿＿＿＿＿＿＿＿　④＿＿＿＿＿＿＿＿＿＿＿＿＿＿＿

⑤＿＿＿＿＿＿＿＿＿＿＿＿＿＿＿　⑥＿＿＿＿＿＿＿＿＿＿＿＿＿＿＿

⑦＿＿＿＿＿＿＿＿＿＿＿＿＿＿＿　⑧＿＿＿＿＿＿＿＿＿＿＿＿＿＿＿

⑨＿＿＿＿＿＿＿＿＿＿＿＿＿＿＿　⑩＿＿＿＿＿＿＿＿＿＿＿＿＿＿＿

13. 左冠状动脉（DSA）

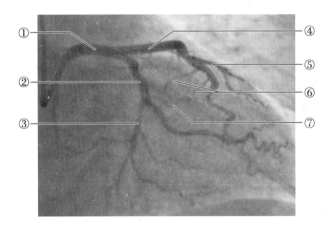

①＿＿＿＿＿＿＿＿＿＿＿＿＿＿＿　②＿＿＿＿＿＿＿＿＿＿＿＿＿＿＿

③＿＿＿＿＿＿＿＿＿＿＿＿＿＿＿　④＿＿＿＿＿＿＿＿＿＿＿＿＿＿＿

⑤＿＿＿＿＿＿＿＿＿＿＿＿＿＿＿　⑥＿＿＿＿＿＿＿＿＿＿＿＿＿＿＿

⑦＿＿＿＿＿＿＿＿＿＿＿＿＿＿＿

14. 右冠状动脉(DSA)

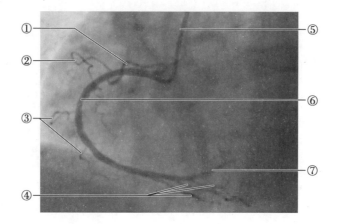

① _____　② _____
③ _____　④ _____
⑤ _____　⑥ _____
⑦ _____

15. 左室长轴切面(超声)

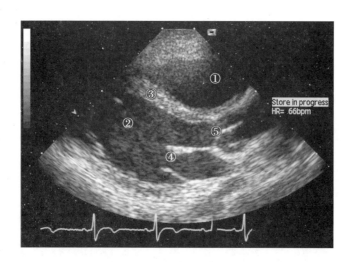

① _____　② _____
③ _____　④ _____
⑤ _____

16. 心尖四腔心切面（超声）

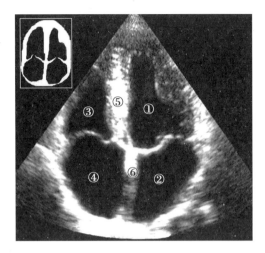

① ＿＿＿＿＿＿＿＿＿＿＿＿＿＿＿　② ＿＿＿＿＿＿＿＿＿＿＿＿＿＿＿

③ ＿＿＿＿＿＿＿＿＿＿＿＿＿＿＿　④ ＿＿＿＿＿＿＿＿＿＿＿＿＿＿＿

⑤ ＿＿＿＿＿＿＿＿＿＿＿＿＿＿＿　⑥ ＿＿＿＿＿＿＿＿＿＿＿＿＿＿＿

17. 乳腺（超声）

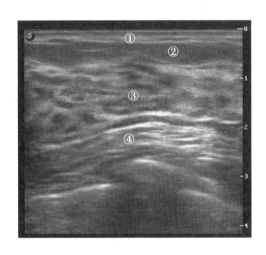

① ＿＿＿＿＿＿＿＿＿＿＿＿＿＿＿　② ＿＿＿＿＿＿＿＿＿＿＿＿＿＿＿

③ ＿＿＿＿＿＿＿＿＿＿＿＿＿＿＿　④ ＿＿＿＿＿＿＿＿＿＿＿＿＿＿＿

二、选择题

（一）A 型选择题（以下每题具备 A、B、C、D、E 五个选项，从中选择一个最佳答案）

1. 经过锁骨中点并与身体正中线平行的直线为
   A. 腋前线　　　　　　　　　B. 腋中线　　　　　　　　　C. 腋后线
   D. 锁骨中线　　　　　　　　E. 前正中线

2. 与胸骨角同一平面的是
   A. 第 1、2 胸椎间　　　　　　B. 第 2、3 胸椎间　　　　　　C. 第 3、4 胸椎间

D. 第 4、5 胸椎间   E. 第 5、6 胸椎间

3. 胸骨体表标志自上而下排列为
   A. 胸骨角-胸骨柄-颈静脉切迹-剑突
   B. 胸骨柄-胸骨角-颈静脉切迹-剑突
   C. 颈静脉切迹-胸骨柄-胸骨角-胸骨体-剑突
   D. 颈静脉切迹-胸骨角-胸骨柄-剑突
   E. 颈静脉切迹-胸骨柄-剑突-胸骨角

4. 肋软骨钙化最早开始于
   A. 第 1 肋骨   B. 第 2 肋骨   C. 第 3 肋骨
   D. 第 11 肋骨   E. 第 12 肋骨

5. 胸片上常**不能**看到的骨结构有
   A. 锁骨   B. 肋骨   C. 肩胛骨
   D. 腰椎   E. 胸椎

6. 正常胸片所显示的肺纹理主要为
   A. 肺血管   B. 淋巴管   C. 支气管
   D. 肺泡间隔   E. 叶间裂胸膜

7. 正常成人右下肺动脉主干直径一般**不超过**
   A. 5mm   B. 10mm   C. 15mm
   D. 20mm   E. 25mm

8. 左肺下叶分为四段,与右肺下叶**不同**的是
   A. 背段   B. 外基底段   C. 后基底段
   D. 前内基底段   E. 以上都不是

9. 参加右肺门影构成的结构有
   A. 右下肺动脉   B. 升主动脉   C. 上腔静脉
   D. 右下肺静脉   E. 以上都不是

10. 心脏后前位 DR 片上,参与构成右心缘的有
    A. 升主动脉   B. 肺静脉   C. 左心房
    D. 左心室   E. 肺动脉段

11. 胸部 DR 左侧位心脏后上部分由哪部分构成
    A. 左心室   B. 右心室   C. 左心房
    D. 右心房   E. 肺动脉段

12. 肥胖体型的人心影呈
    A. 滴状心   B. 横位心   C. 靴形心
    D. 主动脉型心   E. 梨形心

13. 纵隔九分法,通过第几胸椎下缘的水平线为中、下纵隔之分界线
    A. 2   B. 4   C. 6
    D. 8   E. 10

14. 下列关于乳房的描述,**错误**的是
    A. 由皮肤、乳腺和脂肪组织构成
    B. 位于胸大肌表面,第 3~6 肋之间
    C. 乳腺位于皮下浅筋膜的浅层与深层之间

D. 乳房后隙位于胸肌筋膜与胸大肌之间

E. 乳房悬韧带连于皮肤和胸肌筋膜

15. 正常乳腺 BI-RADSI 型的 X 线特征是

A. 脂肪组织占 50%～75%，腺体组织占 25%～50%

B. 脂肪含量占 75% 以上，腺体含量占 25% 以下

C. 脂肪含量占 25%～50%，腺体含量占 50%～75%

D. 脂肪含量占 25% 以下，腺体含量占 75% 以上

E. 脂肪组织占 50% 以下，腺体组织占 50% 以上

16. 紧邻颈静脉切迹后方主要有什么结构？

A. 左锁骨下静脉　　　　　B. 左侧颈内静脉　　　　　C. 左侧颈外静脉

D. 左侧头臂静脉　　　　　E. 左侧静脉角

17. 关于主动脉肺动脉窗说法正确的是

A. 为放射学概念

B. 左外侧界为纵隔胸膜，内侧界为气管，前、后方分别为主动脉升部、降部和食管

C. 内有动脉韧带、左喉返神经和淋巴结等

D. 正常情况下 CT 难以显示该区淋巴结

E. 以上均对

18. 在横断层面上，**不出现**于经中间段支气管横断层面的结构是

A. 右肺下叶后基底段　　　B. 右肺下叶背段　　　　　C. 左肺上叶尖后段

D. 左肺上叶前段　　　　　E. 左主支气管

19. 下列关于经气管分叉上部横断层面的描述，**错误**的是

A. 两侧肺门上部，紧靠中线的是气管，为卵圆形环状透亮影

B. 气管右侧为右上叶尖段支气管横断面

C. 右上叶肺动脉尖支位于上叶尖段支气管断面的前内侧，上叶肺静脉后支位于外后侧

D. 左上叶肺动脉位居后方

E. 气管左前方为左肺上叶前段支气管断面

20. 经右上叶支气管横断层面的描述，下列**错误**的是

A. 左侧可见到左上叶尖后段支气管或尖亚段或后亚段支气管

B. 在气管分叉平面以上

C. 右上叶支气管前面为右肺动脉的前干支

D. 右上叶支气管从右主支气管侧面分出

E. 左上肺动脉位于左上叶尖后段支气管后方

21. 下列描述，**错误**的是

A. 经肺动脉干及左右肺动脉的横断层面，肺动脉干与两侧肺动脉呈人字形排列

B. 经左心房的横断层面可见食管奇静脉隐窝

C. 经四心腔的横断层面可见左、右心房及心室

D. 经四心腔的横断层面，脊柱前方为左心房，左心房左前为左心室

E. 经双心室的横断层面，左心室位于左前方，右心室位于右后方

22. 心脏 MRI 扫描的最基本层面是

A. 横断面　　　　　　　　B. 冠状面　　　　　　　　C. 矢状面

D. 心脏长轴位　　　　　　E. 心脏短轴位

23. 关于 MRI 心脏检查的说法,**不正确**的是
    A. 左室呈椭圆形,内壁光滑
    B. 容易区分无信号的血流和钙化
    C. 右肺动脉在收缩期正常见不到信号
    D. 自旋回波序列心肌常呈等信号
    E. 心脏测量准确

24. MRI 能在同一层面上显示左、右心房及左、右心室
    A. 矢状位
    B. 轴位
    C. 垂直于室间隔的心脏长轴位
    D. 垂直于室间隔的心脏短轴位
    E. 平行于室间隔的心脏长轴位

25. 主肺动脉窗层面**不包括**哪一解剖结构
    A. 升主动脉和降主动脉
    B. 降主动脉和气管
    C. 上腔静脉
    D. 奇静脉弓通常也位于此层面
    E. 头臂静脉

26. 与 CT 相比,MRI 在心血管系统检查方面的主要优点为
    A. 可以显示冠状动脉
    B. 可以进行心脏功能分析
    C. 可以进行心肌血流灌注分析
    D. 无需造影剂即可清楚显示心脏大血管的结构
    E. 患者检查更为舒适

27. MRI 显示室间隔缺损的最佳位置是
    A. 冠状位
    B. 矢状位
    C. 平行于室间隔的心脏长轴
    D. 垂直于室间隔的心脏长轴
    E. 垂直室间隔的心脏短轴

28. 有关急性心肌梗死的 MRI 表现,**错误**的是
    A. 梗死室壁局限性变薄
    B. 梗死室壁出现阶段性运动减弱
    C. 梗死区心肌信号强度减轻,以 T_2WI 较 T_1WI 更明显
    D. 静脉注射 Gd-DTPA,梗死心肌首过无强化
    E. 静脉注射 Gd-DTPA,梗死心肌出现延迟强化

29. 心脏快速 MRI 成像优点**不包括**
    A. 能鉴别血流和血栓
    B. 能鉴别血管结构与含气空腔
    C. 能观察瓣膜的功能状态
    D. 能测定心肌组织能量代谢
    E. 能测定心功能和心肌厚度

30. 心脏 MRI **不适用**于
    A. 室间隔缺损
    B. 房间隔缺损
    C. 频发室性期前收缩
    D. 单心室
    E. 完全性大动脉转位

31. 关于心脏大血管 MRA 技术的叙述**不正确**的是
    A. 采用超短 TR、超短 TE 的三维梯度回波序列
    B. 适应证为先天性心脏病、主动脉瘤和主动脉夹层等

C. 通常采用 CE-MRA

D. 扫描技术一般取矢状面成像

E. 线圈:用体线圈或体部相控阵体部线圈

32. 心位于两肺之间,向前平对胸骨体和第( )肋软骨,向后平对第5~8胸椎

    A. 1~5   B. 2~6   C. 3~7

    D. 4~8   E. 5~9

33. 冠状沟位于近心底处,几乎呈冠状位绕心一周,前方被肺动脉根中断,可作为分割( )的标志

    A. 左心房与右心房   B. 左心室与右心室

    C. 后方心房与前方心室   D. 前方心房与后方心室

    E. 主动脉与肺动脉

34. 主动脉是体循环的动脉主干,自( )发出,先斜向右上,再弯曲向左后,沿脊柱左前方下行,穿膈主动脉裂孔入腹腔

    A. 左心房   B. 左心室   C. 右心房

    D. 右心室   E. 冠状窦

35. 升主动脉起自左心室的主动脉口,位于肺动脉干与上腔静脉之间,向右前上方斜行至右侧第( )胸肋关节后方移行为主动脉弓

    A. 2   B. 3   C. 4

    D. 5   E. 6

36. 胸主动脉于第( )胸椎平面穿膈肌主动脉裂孔移行为腹主动脉

    A. 8   B. 9   C. 10

    D. 11   E. 12

37. 肺动脉干短而粗,起自( ),至主动脉弓的下方分为左、右肺动脉

    A. 左心房   B. 右心房   C. 左心室

    D. 右心室   E. 冠状窦

38. ( )起自主动脉左后窦,于肺动脉干和左心耳之间入冠状沟,分支为前室间支和旋支

    A. 左冠状动脉   B. 右冠状动脉   C. 后室间支

    D. 室间隔支   E. 锐缘支

39. 右冠状动脉起自主动脉( ),经右心耳与肺动脉干之间沿冠状沟斜向右下,绕心右缘至隔面,一般在房室交点附近分为后室间支和左室后支

    A. 左后窦   B. 后窦   C. 冠状窦

    D. 右前窦   E. 动脉导管

40. 左前室间支(又称前降支)和旋支之间可发出( )走向心尖

    A. 后室间支   B. 锐缘支   C. 钝缘支

    D. 左室后支   E. 对角支

41. 前室间支发出左室前支、右室前支和室间隔前支,其中右室前支的第一支多在近肺动脉口处发出,称为

    A. 钝缘支   B. 锐缘支   C. 左动脉圆锥支

    D. 左室后支   E. 对角支

42. M型超声心动图二尖瓣波群二尖瓣前叶前依次为

    A. 室间隔、左室流出道、右心室、右室前壁

B. 左室流出道、右心室、室间隔、右室前壁

C. 左室流出道、室间隔、右心室、右室前壁

D. 右心室、右室前壁、左室流出道、室间隔

E. 右室前壁、右心室、左室流出道、室间隔

43. 正常心脏左室长轴切面**不能**显示的结构是

　　A. 右心室　　　　　　　　　　B. 左心室　　　　　　　　C. 室间隔

　　D. 肺动脉　　　　　　　　　　E. 主动脉

44. 正常心脏心底短轴切面**不能**显示的结构是

　　A. 左心房　　　　　　　　　　B. 主动脉瓣　　　　　　　C. 二尖瓣

　　D. 右心室　　　　　　　　　　E. 肺动脉

45. 正常心脏二尖瓣水平左心室短轴切面**不能**显示的结构是

　　A. 左心室　　　　　　　　　　B. 右心房　　　　　　　　C. 室间隔

　　D. 右心室　　　　　　　　　　E. 二尖瓣口

46. 心尖四腔心切面与心尖五腔心切面显示**不同**的结构是

　　A. 主动脉　　　　　　　　　　B. 二尖瓣　　　　　　　　C. 左心室

　　D. 右心房　　　　　　　　　　E. 三尖瓣

47. 二尖瓣彩色多普勒血流显像可见经二尖瓣口（　　）色血流,起源于（　　）,贯穿左心室流入道直入（　　）腔

　　A. 红　左心室　左心房　　　B. 蓝　左心房　左心室　　C. 蓝　左心室　左心房

　　D. 红　左心房　左心室　　　E. 五彩　左心房　左心室

48. 主动脉瓣彩色多普勒,可见经主动脉瓣口（　　）色明亮的宽带血流,起源于（　　）腔,进入左心室流出道,充盈于（　　）至（　　）

　　A. 蓝　左心室　主动脉瓣口　升主动脉　　B. 红　左心室　主动脉瓣口　升主动脉

　　C. 红　右心室　主动脉瓣口　升主动脉　　D. 蓝　右心室　肺动脉瓣口　肺动脉

　　E. 蓝　左心室　肺动脉瓣口　肺主动脉

49. 正常人二尖瓣前叶频谱多普勒的波形为

　　A. 负向双峰　　　　　　　　　B. 正向双峰　　　　　　　C. 正向单峰

　　D. 负向单峰　　　　　　　　　E. 双向单峰

50. 主动脉瓣瓣叶有

　　A. 前瓣、后瓣　　　　　　　　　　　　B. 左冠瓣、右冠瓣、后冠瓣

　　C. 左冠瓣、右冠瓣、无冠瓣　　　　　　D. 前瓣、后瓣、隔瓣

　　E. 前瓣、后瓣、无冠瓣

51. 正常乳腺超声图像由浅至深的层次结构为

　　A. 皮肤、皮下脂肪层、腺体组织、乳后脂肪、胸大肌

　　B. 皮肤、腺体组织、Cooper 韧带、乳后脂肪、胸大肌

　　C. 皮肤、皮下脂肪层、腺体组织、Cooper 韧带、乳后脂肪、胸大肌

　　D. 皮肤、皮下脂肪层、腺体组织、乳后脂肪、Cooper 韧带、胸大肌

　　E. 皮肤、皮下脂肪层、腺体组织、胸大肌、乳后脂肪

（二）X 型选择题（以下每题具备 A、B、C、D、E 五个选项,从中选择所有正确答案）

1. 正常肺的 DR 解剖,正确的是

　　A. 肺野是由含气肺泡组成

B. 肺纹理是主要由支气管组成

C. 肺门主要由肺动、静脉组成

D. 肺野的横分区是以肋骨为标点

E. 右肺门上部由静脉参与构成,下部只由肺动脉构成

2. 通过肺门的结构有

A. 气管   B. 支气管   C. 肺血管

D. 神经   E. 淋巴组织

3. 下列关于胸部 DR 解剖描述正确的有

A. 右肺有 10 个肺段,左肺有 8 个肺段

B. 肺动脉与支气管伴随走行

C. 两肺可分为上中下三叶

D. 肺纹理主要由肺静脉形成,肺动脉、支气管和淋巴管参与阴影形成

E. 肺野透亮度和肺含气量成反比

4. 胸部 DR 正位片上能显示的胸廓解剖阴影有

A. 胸大肌   B. 女性乳房和乳头   C. 心脏形态

D. 第 1~10 肋和肩胛骨   E. 第 1~12 胸椎体

5. 心脏 DR 后前位片上,参与构成左心缘的有

A. 升主动脉   B. 主动脉结   C. 左心耳

D. 左心室   E. 肺动脉段

6. 胸部 DR 左侧位片,构成心前缘的是

A. 升主动脉   B. 左心房   C. 肺动脉干

D. 左心室   E. 右心室

7. 关于心脏正位片正确的是

A. 左心缘由三段组成   B. 右心缘由两段组成

C. 右心缘上段为上腔静脉   D. 左心缘中段为升主动脉

E. 左心缘下段为右心室

8. 下列关于肺的 DR 解剖,描述正确的是

A. 一般情况下,左肺门比右肺门位置高   B. 心胸比率为 0.5

C. 气管分叉部在右肺动脉的背侧   D. 左主支气管比右主支气管长

E. 上腔静脉通过右肺动脉背侧

9. 关于胸部正位 DR 上横膈解剖描述正确的是

A. 横膈呈圆顶状,内侧低,外侧高

B. 右膈比左膈高

C. 膈内侧与心脏形成心膈角

D. 外侧与胸壁间形成肋膈角

E. 局限性膈膨升为正常变异

10. 下列关于正常乳腺 DR 解剖的描述,正确的是

A. 乳腺下反折处皮肤最厚

B. 皮下脂肪层为皮肤深部呈高度透亮带

  C. Cooper 韧带为皮下脂肪层中半环形条索状阴影

  D. 乳腺导管为乳晕后的横行、密度稍低条状影

  E. 乳腺血管不容易显示

11. MRI 应用于胸部疾病检查,下列哪项是对的

  A. MRI 对纵隔肿瘤和心脏大血管病变具有很高的价值

  B. MRI 不用对比剂也能显示心脏及大血管

  C. 为减少心搏造成的伪影可用心电门控技术

  D. MRI 对肺实质病变检查效果较差,只作为 X 线和 CT 检查补充

  E. 通常取仰卧位,用体部线圈,采用自旋回波序列

12. 超声应用于胸部疾病检查,下列哪项是对的

  A. 超声对纵隔肿瘤和心脏大血管病变具有很高的价值

  B. 超声不用对比剂也能显示心脏及大血管

  C. 为减少心搏造成的伪影可用 M 超

  D. 超声对肺实质病变检查效果较差,只作为 X 线和 CT 检查补充

  E. 通常取仰卧位

13. 下列关于正常胸部结构 MRI 表现的说法,正确的是

  A. 气管、支气管表现为各序列低信号

  B. 心包可有少量液体,表现为长 T_1、长 T_2 信号

  C. MRI 有时难以区分支气管及血管影

  D. 肺小叶间隔 MRI 也可显示

  E. 胸膜呈长 T_1、长 T_2 信号

14. 与胸片、CT 比较,MRI 用于肺癌的诊断有以下优势

  A. 发现早期小病灶

  B. 区分肺门区肿瘤与大血管

  C. 显示肺上沟癌效果更佳

  D. 对诊断肺门、隆突下、纵隔淋巴结肿大更有效

  E. 容易显示肺癌的分叶、毛刺等征象

15. 在诊断中心型肺癌方面,MRI 表现有

  A. 在显示支气管壁增厚、管腔狭窄、阻塞等方面不及 CT

  B. MRI 对确定纵隔内及肺门部肿大淋巴结优于 CT

  C. 肺癌在 TWI 上呈中等均匀信号,TWI 上为高信号,信号多不均匀

  D. MRI 在显示肺门部小肿块时优于 CT

  E. MRI 对确定肺的肿块与支气管的关系较 CT 更为清楚

16. 主动脉在胸部走行包括

  A. 升主动脉   B. 主动脉弓   C. 胸主动脉

  D. 肺动脉   E. 冠状动脉

17. 主动脉弓向上由右向左发出

  A. 头臂动脉   B. 右颈总动脉   C. 右锁骨下动脉

  D. 左颈总动脉   E. 左锁骨下动脉

18. 左冠状动脉主要分支为
    A. 窦房结支　　　　　　　　B. 前室间支(前降支)　　　　C. 左室后支
    D. 旋支　　　　　　　　　　E. 后室间支(后降支)

19. 右冠状动脉在房室交点附近分为
    A. 窦房结支　　　　　　　　B. 前室间支(前降支)　　　　C. 后室间支(后降支)
    D. 左室后支　　　　　　　　E. 右动脉圆锥支

20. 右冠状动脉的分支主要有
    A. 右动脉圆锥支
    B. 窦房结支
    C. 右室前支
    D. 右缘支(又称锐缘支)
    E. 后室间支(后降支)及左室后支、房室结支等

21. M 型超声心动图心室波群可显示的解剖结构有
    A. 右室前壁　　　　　　　　B. 右心室　　　　　　　　　C. 室间隔
    D. 左心室　　　　　　　　　E. 左室后壁

22. 胸骨上窝主动脉弓长轴切面可显示的结构有
    A. 主动脉弓　　　　　　　　B. 右肺动脉　　　　　　　　C. 头臂干
    D. 左颈总动脉　　　　　　　E. 左锁骨下动脉

23. 心尖五腔心切面可显示的解剖结构有
    A. 左心房　　　　　　　　　B. 右心房　　　　　　　　　C. 主动脉
    D. 肺动脉　　　　　　　　　E. 右心室

24. M 型超声心动图主动脉瓣波群可显示的解剖结构有
    A. 右心室　　　　　　　　　B. 左心房　　　　　　　　　C. 右冠瓣
    D. 无冠瓣　　　　　　　　　E. 左冠瓣

25. 彩色多普勒血流图像观察到红色血流图像的是
    A. 心尖四腔心观,二尖瓣血流图像
    B. 心尖五腔心观,左室流出道与主动脉血流图像
    C. 胸骨旁心底短轴观,三尖瓣血流图像
    D. 心尖五腔心观,三尖瓣血流图像
    E. 主动脉弓长轴观,升主动脉血流图像

三、名词解释

1. 肺门
2. 肺纹理
3. 肺野
4. 主动脉肺动脉窗
5. 血管前间隙
6. 气管前间隙
7. 支气管肺段

8. 奇静脉食管隐窝

9. Cooper 韧带

四、简答题

1. 简述胸骨角平面的标志性意义。

2. 为了明确病变部位,肺野是如何划分的? 肺野透亮度和哪些因素有关?

3. 试述心脏后前位片上心与大血管的解剖结构。

4. 简述纵隔的三分区和九分区法。

5. 简述主动脉肺动脉窗的位置、内容与临床意义。

6. 简述奇静脉食管隐窝的位置、内容与临床意义。

7. 试述胸部经四心腔的横断层面的主要结构及毗邻关系。

8. 通常左、右肺各由哪些肺段组成?

9. 简述横断面影像上斜裂的识别方法。

10. 试述上纵隔的主要结构。

11. 简述心脏大血管 MRI 检查优点。

12. 简述主动脉在胸部的走行及其分支。

13. 简述冠状动脉的走行及其分支。

14. 简述二维超声胸骨旁左室长轴切面图像特征。

15. 简述正常乳腺超声图像表现。

五、案例分析题

1. 患者,男,64 岁。因咳嗽、发热、咯血入院。拍胸部 DR 正位片,结合各项检查结果,初步诊断为中央型肺癌。请根据患者胸片分析:图中箭头所示肿瘤。根据肺野分区,如何定位肿瘤位置? 该胸片中肩胛骨是否符合标准胸部 DR 正位片要求?

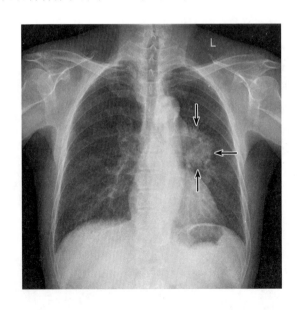

2. 患者,男,35 岁。常规体检拍胸部 DR 正位片。请根据胸片分析:患者心脏形态属于哪一型? 其特点是什么?

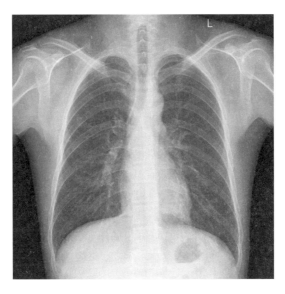

3. 患者,男,41 岁,突发胸痛就诊。

请分析:该患者需做哪些医学影像检查? 为什么?

4. 患者,男,68 岁,退休干部。既往有高血压病史 10 年,胸闷、乏力伴间断心前区疼痛半年,含服硝酸甘油后缓解。最近 2 周疼痛加重,时间延长,并向左上肢发展。心电图显示有心肌缺血改变。临床医生诊断:冠心病,心绞痛,冠脉严重狭窄可能性大;建议:进行医学影像检查评估冠脉狭窄程度。

请分析:该患者需做哪些医学影像检查? 为什么?

5. 患者,女,28 岁。劳累性呼吸困难,进行性加重,乏力,气短,时有咯血。听诊心尖区有隆隆样杂音。临床医生诊断:风湿性心脏病,二尖瓣狭窄。

请分析:该患者首选做哪种医学影像检查? 为什么?

6. 患者,女,30 岁。月经来潮期间乳房胀痛近 1 年,两侧乳房内可触及多个大小不等,质地坚韧的结节状肿块。临床医生诊断:乳腺囊性增生病。

请分析:该患者可做哪些医学影像检查? 为什么?

(李兆祥 王飞 邬山 杨丽华 徐菲 赵星)

第四章 腹盆部

第一部分 实训目标

◆ **掌握**:腹部平片的摄影方法以及平片影像所显示的组织结构特点;食管、胃肠道、肾、输尿管、膀胱的 X 线解剖;静脉尿路造影的检查方法;子宫输卵管造影的正常表现;T_2WI 图像正常子宫、前列腺的信号表现。

◆ **熟悉**:腹部平片、消化道造影及泌尿系造影的适应证和禁忌证;常用切面在技术操作、诊断中的对应关系;上中腹部 CT 扫描的解剖学标志、常用术语在技术操作、诊断中的对应关系。

◆ **了解**:腹部摄片的注意事项;常见消化道及泌尿系造影技术及操作步骤;腹部 CT 检查的方法及临床应用情况;腹部超声的操作方法;子宫输卵管检查的操作过程。

第二部分 岗位技能要点解析

一、腹部平片

腹部平片常用的体位有仰卧前后位和站立前后位。

1. 仰卧前后位 被检查者仰卧于摄影台上,下肢伸直,双手抱头,正中矢状面与床的中线平行,上缘包括剑突,下缘包括耻骨联合。中心线对准剑突与脐部的连线中点垂直射入,平静呼吸下屏气曝光。仰卧前后位用于观察尿路或腹腔脏器结石、钙化及腹部包块、异物存留等情况。

2. 站立前后位 被检者面向 X 线管,正中矢状面与探测器的中线重叠,背部紧贴摄影架,双上肢抱头。中心线对准剑突与脐部的连线中点垂直射入,平静呼吸下屏气曝光。站立前后位用于怀疑有气腹或消化道穿孔的患者,观察游离气体。

3. 腹部平片观察要点 肝脏位于右上腹,呈密度均匀的稍高密度影。脾脏位于左上腹,呈软组织密度影。肾脏通常能够被显示,而胰、肾上腺、输尿管在平片上难以显示。胃肠内可有少量气体显示。

二、子宫输卵管造影

(一)适应证

1. 女性不孕症患者。

2. 曾有下腹部手术史、慢性盆腔炎史、曾有慢性阑尾炎或腹膜炎史,因不育而诊治,怀疑有输卵管阻塞者。

3. 观察子宫腔形态,确定有无子宫畸形及其类型,有无宫腔粘连、子宫黏膜下肌瘤、子宫内膜息肉及异物等。

4. 腹腔镜检查有输卵管腔外粘连,拟作输卵管整形手术时的术前检查,因子宫输卵管造影(HSG)能进一步提供输卵管腔内情况。

5. 多次中孕期自然流产史怀疑有子宫颈内口闭锁不全者,于非孕时观察子宫颈内口有无松弛。

(二)禁忌证

1. 急性和亚急性内外生殖器炎症。

2. 严重的全身性疾病。

3. 妊娠、经期,宫腔手术后 6 周内。

4. 碘过敏。

(三)输卵管造影术前准备

1. 造影时间最好选择在月经干净 3~7d 内。

2. 向患者尽可能详细讲解注意事项及可能出现的并发症,解除患者紧张情绪,并嘱患者签好手术同意书。

3. 便秘者宜在造影前晚服泻药,或造影前 2h 清洁灌肠,清除肠内容物,使摄片清晰。

4. 造影前排尿,以免影响子宫位置。

5. 造影前先做碘过敏试验,如无过敏,方可进行造影。

(四)输卵管造影术后的注意事项

1. 造影后禁盆浴及性生活 2 周,可酌情给予抗生素预防感染。

2. 有时因输卵管痉挛造成输卵管不通的假象,必要时重复进行。

3. 造影检查后 1 周内有少量阴道出血,如无其他不适属正常现象。如出血量较多超过月经量或有其他不适,应与就诊的医生联系。

4. 造影检查后最好避孕 3 个月,以减少 X 线照射有可能产生的影响。但是临床上观察发现造影后当月怀孕的女性,并没有增加胎儿异常的危险。

三、上中腹部 CT 检查

患者常规采用仰卧位,双臂上举过头。扫描前应对患者进行屏气训练,嘱患者脱去体表金属物件,以避免运动伪影和金属伪影干扰图像显示。扫定位图以确定扫描范围,扫描上界自膈肌穹隆顶,下界达脐水平。常规层厚 10mm,病灶较小时可加薄层扫描。部分患者按诊断需要可扫查至盆部或全腹扫描。胃肠道为明确病变部位可做局部扫描。

腹部主要器官如肝脏、胆囊、胰腺、脾脏、肾脏、肾上腺等均位于中上腹,该区域要重点扫描和观察。CT 在显示解剖结构及周围结构关系上具有一定优势,例如冠状断层对观察组织器官上下关系具有一定优势,矢状断层对观察组织前后关系显示较好。在横断层观察血管时,上下走向被横截的血管显示为圆形影,应连续观察,与周围病变组织或淋巴结相鉴别。

腹部图像的窗宽、窗位,可根据观察的组织和器官进行调节。患者腹部脂肪的多少对窗宽、窗位亦有影响。为区别病灶性质也可进行 CT 值测量。螺旋 CT 扫描可对感兴趣的组织和器官进行三维图像重组。

四、上中腹部 CT 平扫与增强扫描

腹部 CT 检查前应充分做好胃肠准备工作,为较好地区分正常胃肠道与腹部的软组织或病

变,可于检查前口服低浓度的碘对比剂充盈胃肠道。

腹盆部组织、器官多为软组织密度,天然对比度不强。为了提高组织之间的密度差异,常运用平扫和增强扫描的检查方法。对于胰腺、肾上腺和前列腺的观察,则可应用薄层扫描。肝脏因其具有肝动脉和门静脉双重血供,一部分肝占位病变是以肝动脉供血为主,所以在动脉期病变显示较为明显。为明确占位病变的性质,运用多排螺旋 CT 可做双期增强扫描。对腹部实性器官功能判定及病变鉴别还采用动态增强扫描,观察静脉期、延迟期加以鉴别。对泌尿系统病变的排查还需要做排泄期扫描。腹部大血管病变如动脉瘤、动脉狭窄、出血、缺血等病症可做 CTA 检查。

五、盆腔 MRI 检查

盆腔 MRI 检查主要应用于盆腔疾病的诊断,如生殖器官疾病、盆腔小肠疾病和结直肠疾病。检查前除了要做好提前排气排便准备,避免伪影影响图像质量,还需要根据临床医生提供的病史做出相应的准备:

1. 如若怀疑子宫内膜病变,需要提前将宫内节育器摘除且在停止出血后再接受此项检查。
2. 女性患者经期尽量避免接受此项检查,防止出血造成盆腔信号异常影响疾病诊断。
3. 避免呼吸伪影对图像的干扰,检查时绑腹带。

六、中上腹超声检查

中上腹超声检查常做的有消化系统超声检查、泌尿系统超声检查;主要检查肝脏、胆囊、胰腺、脾脏、肾脏、肾上腺等,还有胃肠道和输尿管等疾病。

超声检查是很普通的检查,需要注意以下几点:

1. 中上腹部超声检查需要空腹,口服超声显影剂充盈胃腔后方可进行检查,肠腔检查一般需要当天做肠道准备,然后充盈肠腔后检查。
2. 肾脏、输尿管超声检查一般无特殊准备。
3. 扫查切面时必须系统有序,连续扫查,切忌间断性跳跃式扫查,注意死角、易漏区、复杂区,实时改变体位,被检查者呼吸配合。
4. 扫查时注意仪器的适当调节,区别伪像。
5. 注意被检查者的隐私保护,最好在家属陪护的情况下进行检查。

七、女性盆腔超声

女性盆腔超声主要包括膀胱、子宫及附件等疾病,需要注意以下几点:

1. 经腹检查时,被检查者必须适度充盈膀胱。
2. 经阴道检查时被检查者必须有性生活史,排空膀胱后进行。
3. 避免交叉感染(即一人一套)。
4. 经直肠扫查时注意点同经阴道(对于无性生活史或阴道闭锁者适合)。
5. 注意患者隐私,男医生做腔内检查时必须有第三者在场。

八、男性盆腔超声

男性盆腔超声主要包括膀胱、前列腺及精腺等疾病,需要注意以下几点:

1. 经腹检查时,被检查者必须适度充盈膀胱。
2. 经直肠检查时,被检查者排空膀胱后进行。
3. 避免交叉感染即一人一套。
4. 注意患者隐私,女医生做腔内检查时最好有第三者在场。

第三部分 导学练习

一、读片填图题

1. 腹部平片

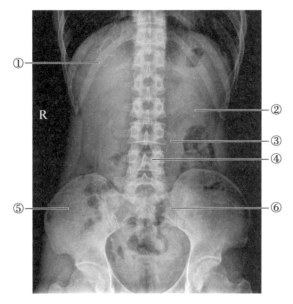

①＿＿＿＿＿＿＿＿＿＿＿＿＿＿＿＿ ②＿＿＿＿＿＿＿＿＿＿＿＿＿＿＿＿
③＿＿＿＿＿＿＿＿＿＿＿＿＿＿＿＿ ④＿＿＿＿＿＿＿＿＿＿＿＿＿＿＿＿
⑤＿＿＿＿＿＿＿＿＿＿＿＿＿＿＿＿ ⑥＿＿＿＿＿＿＿＿＿＿＿＿＿＿＿＿

2. 正常胃十二指肠钡餐造影

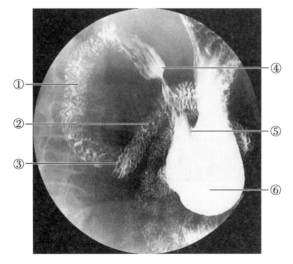

①＿＿＿＿＿＿＿＿＿＿＿＿＿＿＿＿ ②＿＿＿＿＿＿＿＿＿＿＿＿＿＿＿＿
③＿＿＿＿＿＿＿＿＿＿＿＿＿＿＿＿ ④＿＿＿＿＿＿＿＿＿＿＿＿＿＿＿＿
⑤＿＿＿＿＿＿＿＿＿＿＿＿＿＿＿＿ ⑥＿＿＿＿＿＿＿＿＿＿＿＿＿＿＿＿

3. 静脉肾盂造影

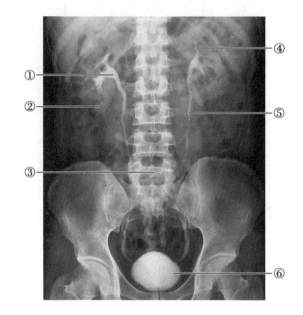

① _____ ② _____
③ _____ ④ _____
⑤ _____ ⑥ _____

4. 正常子宫输卵管造影(X 线)

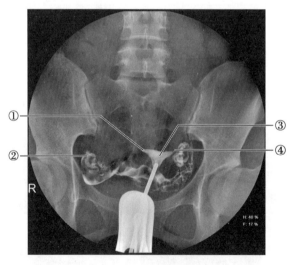

① _____ ② _____
③ _____ ④ _____

5. 经宫体横断层(T$_2$WI)

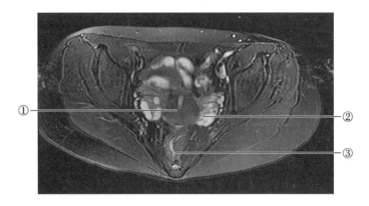

①_____ ②_____

③_____

6. 经前列腺横断层(T$_2$WI)

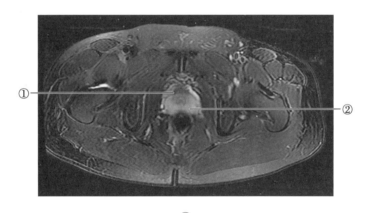

①_____ ②_____

7. 经膈顶的横断层(CT)

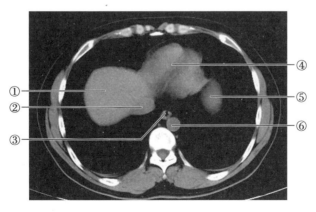

①_____ ②_____

③_____ ④_____

⑤_____ ⑥_____

8. 经第二肝门的横断层(CT)

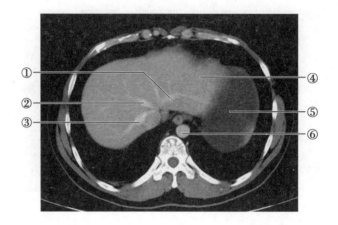

① _____   ② _____
③ _____   ④ _____
⑤ _____   ⑥ _____

9. 经第一肝门的横断层(CT)

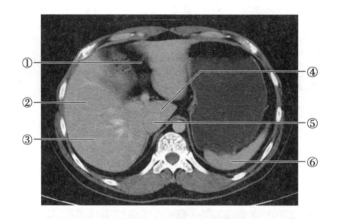

① _____   ② _____
③ _____   ④ _____
⑤ _____   ⑥ _____

10. 经胆囊的横断层(CT)

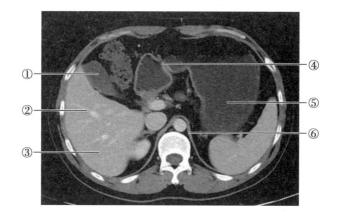

①_____ ②_____
③_____ ④_____
⑤_____ ⑥_____

11. 经双侧肾上腺的横断层(CT)

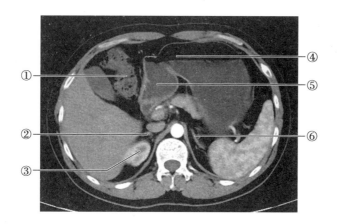

①_____ ②_____
③_____ ④_____
⑤_____ ⑥_____

12. 经胰体的横断层（CT）

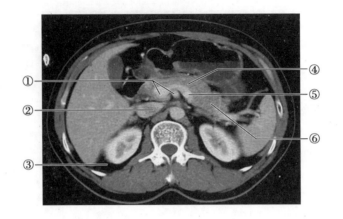

①_____　②_____
③_____　④_____
⑤_____　⑥_____

13. 经胰头的横断层（CT）

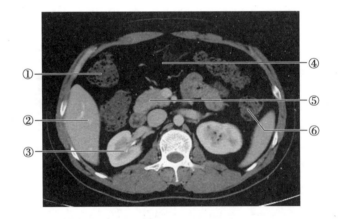

①_____　②_____
③_____　④_____
⑤_____　⑥_____

14. 经肾门的横断层(CT)

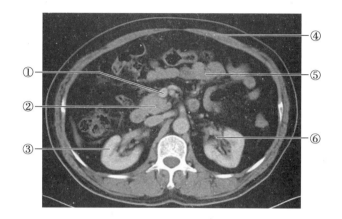

① _____   ② _____
③ _____   ④ _____
⑤ _____   ⑥ _____

15. 经胆囊的冠状断层(CT)

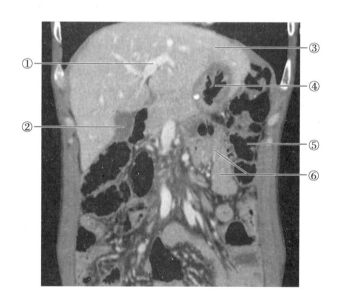

① _____   ② _____
③ _____   ④ _____
⑤ _____   ⑥ _____

16. 经第一肝门的冠状断层(CT)

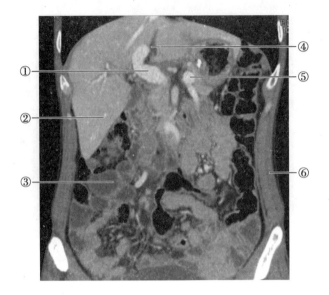

① _____　② _____
③ _____　④ _____
⑤ _____　⑥ _____

17. 经左肾门的冠状断层(CT)

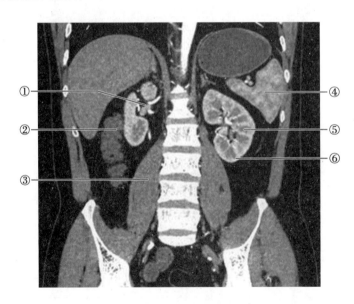

① _____　② _____
③ _____　④ _____
⑤ _____　⑥ _____

18. 经腹主动脉的矢状断层(CT)

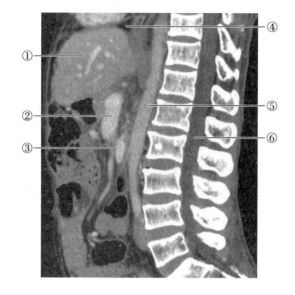

①_____　②_____
③_____　④_____
⑤_____　⑥_____

19. 经左肾门的矢状断层(CT)

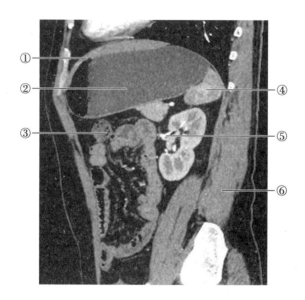

①_____　②_____
③_____　④_____
⑤_____　⑥_____

20. 经右肾门的矢状断层(CT)

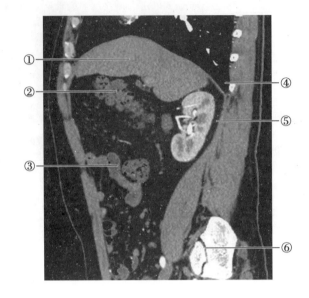

①_____ ②_____
③_____ ④_____
⑤_____ ⑥_____

21. CT 尿路造影三维重建(CTU)

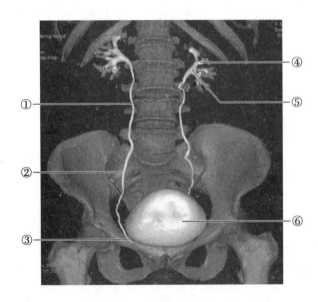

①_____ ②_____
③_____ ④_____
⑤_____ ⑥_____

二、选择题

（一）A 型选择题（以下每题具备 A、B、C、D、E 五个选项，从中选择一个最佳答案）

1. 腹部摄影的呼吸方式为
   A. 深吸气后屏气   B. 深呼气后屏气   C. 连续缓慢浅呼吸
   D. 平静呼吸后屏气   E. 以上都不是

2. 与剑突末端至肚脐连线中点位于同一水平面的是
   A. 第 12 胸椎   B. 第 1 腰椎   C. 第 2 腰椎
   D. 第 3 腰椎   E. 第 4 腰椎

3. 必须摄取包括腹部立位平片的是
   A. 肠扭转   B. 肠梗阻   C. 肠套叠
   D. 肠穿孔   E. 急性肠炎

4. 腹部站立位平片，中心线摄入点是
   A. 剑突   B. 剑突与脐部连线中点   C. 脐上 3cm
   D. 脐   E. 脐下 3cm

5. 骨盆的常规摄影位置是
   A. 前后位   B. 后前位   C. 侧位
   D. 斜位   E. 轴位

6. 肾区前后位摄影，中心线经
   A. 脐   B. 脐下 3cm   C. 剑突与脐部连线中点
   D. 脐与耻骨联合连线中点   E. 剑突与耻骨联合连线中点

7. 腹部站立前后位摄片，下列哪种病变**不适用**
   A. 腹部可疑肠梗阻   B. 消化道穿孔   C. 骨盆骨折
   D. 脊柱侧弯   E. 泌尿系结石

8. 腹部卧位平片，中心线摄入点是
   A. 剑突   B. 剑突与脐部连线中点   C. 脐上 3cm
   D. 剑突与耻骨联合连线中点   E. 脐下 3cm

9. 下列哪项**不属于**骨盆的体表标志
   A. 髂嵴   B. 髂前上棘   C. 耻骨联合
   D. 尾骨   E. 坐骨

10. 骨盆正位平片，中心线摄入点是
    A. 剑突
    B. 剑突与脐部连线中点
    C. 耻骨联合
    D. 髂前上棘连线中点与耻骨联合上缘连线的中点
    E. 坐骨

11. 下列解剖结构，**不能**在食管上直接形成的压迫的是
    A. 主动脉弓   B. 肺动脉   C. 气管杈
    D. 左肺动脉   E. 左心房

12. 上消化道的范围指
    A. 口腔至十二指肠空肠曲   B. 咽至十二指肠空肠曲   C. 口腔至十二指肠

D. 咽至上段空肠　　　　　　　　E. 口腔至上段空肠

13. 有关食管的描述,**错误**的是
    A. 食管的第一个生理性狭窄位于咽食管交接处
    B. 食管的第二个生理性狭窄位于主动脉弓压迹水平
    C. 食管的第三个生理性狭窄位于膈食管裂孔处
    D. 食管壁无浆膜层
    E. 食管的肌层上部为横纹肌,下部为平滑肌

14. 有关胃的描述,**错误**的是
    A. 胃的上口接食管称贲门
    B. 胃的下口接十二指肠为幽门
    C. 胃贲门口水平以下为胃底
    D. 胃小弯在胃的内侧壁
    E. 以贲门为中心,半径 2.5cm 的区域称为贲门区

15. 关于小肠的描述,**错误**的是
    A. 十二指肠是小肠的一部分
    B. 空肠位于左上腹
    C. 回肠位于中腹部和右下腹部
    D. 空肠与回肠分界在中腹部
    E. 十二指肠空肠曲位于胃体和胰体之间

16. 检查尿路阳性结石最常用的影像学方法是
    A. B 超检查　　　　　　　B. 腹部平片　　　　　　　C. 逆行尿路造影
    D. CT 检查　　　　　　　E. 静脉尿路造影

17. 泌尿系 X 线检查,临床最常用的是
    A. 静脉尿路造影　　　　　B. 逆行肾盂造影　　　　　C. 膀胱造影
    D. 腹膜后充气造影　　　　E. 血管造影

18. 成人正常双侧肾脏多表现为
    A. 左肾稍大,右肾较低　　　　　　　B. 右肾稍大,左肾较低
    C. 两肾等大,右肾较低　　　　　　　D. 两肾等大,左肾较低
    E. 右肾稍大,左肾较高

19. 下列关于肾脏 X 线解剖的描述,**错误**的是
    A. 肾脏呈蚕豆形,其长轴指向外下方　　B. 成人肾脏长 10~15cm、宽 5~8cm
    C. 儿童肾脏位置较成人略高　　　　　　D. 左肾比右肾高 1~2cm
    E. 婴儿肾外形可有分叶倾向

20. 下列哪项**不是**逆行肾盂造影的优点
    A. 对比剂量少　　　　　　B. 碘过敏者同样适用　　　　C. 禁忌证少
    D. 不通过血液循环,全身反应少　　E. 能同时了解肾功能情况

21. 子宫输卵管造影对于下列哪项是**不适用**的
    A. 观察子宫输卵管是否通畅　　　　　B. 子宫有无畸形
    C. 内生殖器官的急性炎症　　　　　　D. 各种绝育措施后再造影
    E. 以上各项都不适用

22. 宫外孕输卵管妊娠最危险的位置是
    A. 间质部　　　　　　　　　B. 峡部　　　　　　　　　C. 壶腹部
    D. 伞端　　　　　　　　　　E. 以上都不是

23. 子宫输卵管造影时,输卵管哪一部分最宽
    A. 间质部　　　　　　　　　B. 峡部　　　　　　　　　C. 壶腹部
    D. 伞端　　　　　　　　　　E. 以上都不是

24. 临床上子宫输卵管造影的主要目的是
    A. 有否急性内生殖器炎症　　B. 有否早孕　　　　　　C. 寻找不孕症的原因
    D. 寻找子宫内出血原因　　　E. 明确有无子宫肿瘤

25. 前列腺的中央带与外周带在 T_2WI 的信号特点为
    A. 两部分均为高信号　　　　　　　　B. 两部分均为低信号
    C. 中央带为低信号,外周带为高信号　D. 外周带为低信号,中央带为高信号
    E. 中央带为等信号,外周带为低信号

26. 为了较早发现肿瘤,哪项应作为前列腺癌的首选检查方法
    A. USG　　　　　　　　　　B. CT　　　　　　　　　C. MRI
    D. X 线平片　　　　　　　　E. DSA

27. 观察前列腺的最佳 MRI 扫描断面是
    A. 矢状位　　　　　　　　　B. 冠状位　　　　　　　C. 横断位
    D. 斜位　　　　　　　　　　E. 以上都不是

28. 下列**不属于**肾窦的是
    A. 肾盂　　　　　　　　　　B. 肾盏　　　　　　　　C. 脂肪
    D. 血管　　　　　　　　　　E. 皮质和髓质

29. 下列哪项属于肾实质
    A. 肾盂　　　　　　　　　　B. 肾盏　　　　　　　　C. 脂肪
    D. 血管　　　　　　　　　　E. 皮质和髓质

30. 前列腺癌好发部位是
    A. 内腺　　　　　　　　　　B. 外腺　　　　　　　　C. 内外腺
    D. 尿道周围　　　　　　　　E. 以上都是

31. 腹主动脉的第一个分支是
    A. 肠系膜上动脉　　　　　　B. 腹腔干　　　　　　　C. 肠系膜下动脉
    D. 左肾动脉　　　　　　　　E. 右肾动脉

32. 胰体矢状切面以显示下列哪项为标准
    A. 下腔静脉　　　　　　　　B. 肠系膜上静脉　　　　C. 腹主动脉
    D. 脊柱左缘和左肾　　　　　E. 以上都不是

33. 下列哪项在肝左叶腹主动脉长轴切面上**不能**显示
    A. 下腔静脉　　　　　　　　B. 胰体　　　　　　　　C. 肠系膜上动脉
    D. 腹腔干　　　　　　　　　E. 以上都可以

34. 子宫附件经腹超声检查时必须注意的是
    A. 适度充盈膀胱　　　　　　B. 过度充盈膀胱　　　　C. 膀胱不充盈
    D. 检查时无需准备　　　　　E. 以上都可以

35. 子宫分三层结构,由内向外依次是
    A. 浆膜层、黏膜层、肌层　　　　　　B. 黏膜层、肌层、浆膜层

    C. 肌层、黏膜层、浆膜层   D. 浆膜层、黏膜层、黏膜下层

    E. 浆膜层、固有肌层、黏膜层

36. 膀胱肿瘤好发的部位是

    A. 膀胱侧壁   B. 膀胱前壁   C. 膀胱三角区

    D. 膀胱顶部   E. 以上都不是

37. 下列哪项**不属于**中盆腔结构

    A. 子宫   B. 卵巢   C. 阴道

    D. 宫颈   E. 以上都不是

38. 肝脏的脏面的"H"形结构,其横沟指

    A. 胆囊   B. 静脉韧带   C. 下腔静脉

    D. 肝圆韧带   E. 肝门

39. 正常肝脏的肝下界在腹上区可达

    A. 1cm   B. 2cm   C. 3~5cm

    D. 5~6cm   E. 7~8cm

40. 肝脏伸入门静脉与下腔静脉之间的突状组织是

    A. 肝左外叶   B. 肝圆韧带   C. 肝尾叶

    D. 肝右后叶   E. 镰状韧带

41. 出入肾门的结构**不包括**

    A. 肾动脉   B. 肾盂   C. 输尿管

    D. 神经和淋巴   E. 肾静脉

42. 胆总管和胰管共同开口于

    A. 十二指肠上部   B. 十二指肠降部   C. 十二指肠水平部

    D. 十二指肠升部   E. 胰头

43. 关于肾脏的 X 线解剖,下列哪种叙述是**错误**的

    A. 正常情况下,肾脏上下左右均有一定的活动度

    B. 肾内缘较外缘靠前

    C. 腹部平片上可观察到肾周脂肪组织

    D. 右肾较左肾低 1~2cm

    E. 两侧肾轴平行于腰大肌

44. 肾脏在平片中观察,肾轮廓能显示的原因是

    A. 肾脏组织密度高   B. 密度比周围组织低   C. 肾脏内有尿液

    D. 肾周围包有脂肪间隙   E. 肾脏血运丰富

45. 下列关于脾的描述,正确的是

    A. 位于右季肋区   B. 与第 9~10 肋相对   C. 其短轴与肋弓一致

    D. 下缘有 2~3 个脾切迹   E. 脾门位于肋面

46. 下列关于胰腺描述,**错误**的是

    A. 位于右季肋区

    B. 横置于腹后壁第 1~2 腰椎体平面

    C. 胰管位于胰实质内

    D. 胰可分胰头、胰颈、胰体、胰尾四部分

    E. 胰尾指向肾门

47. 胆囊结石的影像检查首选的检查方法是

    A. X 腹部平片　　　　　　　　B. 腹部 CT　　　　　　　　C. 腹部 CT 平扫

    D. MRI 增强扫描　　　　　　　E. 腹部 B 超

（二）X 型选择题（以下每题具备 A、B、C、D、E 五个选项，从中选择所有正确答案）

1. 关于静脉尿路造影,正确的是

    A. 静脉法简单易行

    B. 静脉法必须行碘过敏试验

    C. 能显示肾盂、肾盏的形态变化

    D. 肾功能丧失者尽量采用静脉法

    E. 静脉法可了解肾脏的排泄功能

2. 在 X 线钡餐造影检查中,小肠可分为以下几组

    A. 十二指肠　　　　　　　　B. 左上腹部的空肠袢　　　　　C. 左下腹部的空肠袢

    D. 盆腔部位的回肠袢　　　　　E. 右中及右下腹部的回肠袢

3. 有关静脉尿路造影腹部压迫的描述,正确的是

    A. 防止对比剂流入膀胱　　　　　　　B. 压迫点为脐下方两侧

    C. 压迫球呈正八字形放置　　　　　　D. 压力为 $5.3 \sim 8.0 \text{kPa}$

    E. 观察全尿路时解除压迫

4. 下列有关食管 X 线解剖的描述中,正确的有

    A. 食管呈宽 $2 \sim 3 \text{cm}$ 的长柱形,外形光滑

    B. 胸段食管前缘可见主动脉弓压迹

    C. 食管可分为颈段、胸段和腹段

    D. 左心房压迹最长且浅,可随心动周期来回运动

    E. 食管下段至贲门长 $3 \sim 4 \text{cm}$ 的一段称为胃食管前庭段

5. 在结肠钡餐检查时常可见到由结肠收缩和痉挛所引起的结肠生理收缩环,下列说法正确的是

    A. 盲肠与升结肠交界处的 Busi 收缩环　　　　B. 升结肠近端的 Hirsch 收缩环

    C. 横结肠中段 Cannon 环　　　　　　　　　D. 降结肠下段的 Bali 收缩环

    E. 乙状结肠、直肠交界处的 Rossi 收缩环

6. 正常子宫输卵管造影表现,下列描述哪项是正确的

    A. 正位观察,子宫腔呈倒置三角形

    B. 输卵管一般呈连续充盈状态

    C. 子宫角与输卵管相通

    D. 壶腹部末端呈漏斗状扩大,为伞端

    E. 注入水溶性造影剂后,显示输卵管内对比剂全部排空并进入腹腔,呈多发弧线状或波浪状致密影

7. 下列哪些是子宫输卵管造影的禁忌证

    A. 严重肝肾功能障碍　　　　　B. 清宫术后 4 周内　　　　　C. 内生殖器急性炎症

    D. 子宫输卵管结核　　　　　　E. 妊娠

8. 子宫能维持其生理位置,主要依靠

    A. 肛提肌　　　　　　　　　　B. 闭孔内肌　　　　　　　　C. 子宫主韧带

    D. 尿生殖膈　　　　　　　　　E. 会阴中心腱

9. 关于卵巢的解剖及 MRI 表现,正确的是
    A. MRI 能清楚显示大多数女性的两侧卵巢
    B. T_2WI 脂肪抑制序列显示正常卵巢较好
    C. MRI 可显示正常卵巢内的卵泡
    D. 排卵期 MRI 的显示率较高
    E. 显示卵巢宜采用连续、不间隔、薄层扫描

10. 下述正常前列腺影像,正确的是
    A. T_1WI 信号均匀
    B. T_2WI 外周带信号最高
    C. 强调冠状面、矢状面扫描
    D. 外周带约占前列腺体积的 75%
    E. 中央带横断面呈锥形,移行带呈马蹄形

11. 患者,女性,下腹部疼痛 1d 入院就诊,请为其选择合理的检查项目
    A. 肾输尿管膀胱
    B. 子宫及其附件
    C. 腹主动脉
    D. 甲状腺
    E. 乳腺

12. 下列属于肾窦的是
    A. 肾盂
    B. 肾盏
    C. 脂肪
    D. 血管
    E. 皮质和髓质

13. 下列哪些在肝左叶下腔静脉长轴切面上能显示
    A. 尾状叶
    B. 腹主动脉
    C. 胰头
    D. 胰体
    E. 胰尾

14. 门静脉矢状工字形结构包括
    A. 门静脉左外叶上段支
    B. 门静脉左外叶下段支
    C. 门静脉左内支
    D. 门静脉左支
    E. 门静脉矢状部

15. 输尿管三个狭窄分别指
    A. 肾盂移行于输尿管处
    B. 髂总动脉和髂外动脉分叉处
    C. 膀胱壁间段
    D. 上段输尿管
    E. 中段输尿管

16. 出入肝门的结构有
    A. 门静脉
    B. 肝静脉
    C. 肝管
    D. 肝固有动脉
    E. 肝总管

17. 下列关于胆囊的描述,正确的是
    A. 位于肝下面右纵沟前部的胆囊窝内
    B. 是腹膜内位器官
    C. 分为底、体、颈三部分
    D. 能贮存并浓缩胆汁
    E. 容量 40~60ml

18. 下列关于肝脏分段标记的描述,正确的有
    A. 以肝静脉为主要分段标记
    B. 肝右静脉将肝分成左、右叶
    C. 肝左静脉将左肝分为内、外两段
    D. 肝右静脉将右肝分成前、后两段
    E. 肝中静脉将肝分成左、右叶

19. 下列关于胰腺的描述,正确的有
    A. 胰头被十二指肠所包绕
    B. 胰尾抵达左肾门
    C. 是人体内的大消化腺之一
    D. 胰管开口于十二指肠水平部
    E. 胰体横卧于腹后壁,约平第 1~2 腰椎

20. 下列关于肾脏描述**错误**的是
    A. 属于泌尿系统的一部分
    B. 右肾由于肝脏关系比左肾略高
    C. 肾脏属于腹膜后器官
    D. 左肾上端平第 11 胸椎下缘
    E. 竖脊肌外侧缘与肾轴平行

三、名词解释

1. 胁腹线
2. 胃小沟
3. 十二指肠上部
4. IVP
5. 膀胱三角区
6. 精囊角
7. 联合带
8. Glisson 系统
9. 第一肝门
10. 肾门
11. 胆总管
12. 副脾
13. 肝段
14. CTU
15. 结肠袋

四、简答题

1. 腹部站立前后位摄片时摄影要点是什么？
2. 简述十二指肠 X 线影像解剖。
3. 简述静脉尿路造影(IVP)的适应证及禁忌证。
4. 简述子宫输卵管造影的正常表现。
5. 子宫体部正中矢状层面上的信号特点及其对应的结构。
6. 前列腺横断位上 T_2WI 的信号特点。
7. 简述门静脉左支矢状部、门静脉右支在肝断层解剖中的意义。
8. 简述肝静脉及其分支在肝断层解剖中的意义。

五、案例分析题

1. 患者,男,55 岁。6 年前过量进食后出现上腹部胀痛,伴恶心、呕吐及腹泻,自服中成药后缓解。近 1 个月以来症状加重,多出现于饱餐后或夜间,伴反酸、胃灼热。临床初步诊断:反流性食管炎、慢性胃炎可能。

请分析:该患者可做哪些医学影像检查明确病变？为什么？

2. 患者,男,45 岁。因 2h 前搬重物时突然出现右侧腰腹部疼痛,为绞痛、阵发性加重,无腹泻、尿频、尿急,既往体健。临床查体:右肾叩击痛,双侧输尿管走行区无压痛。临床初步诊断:右肾结石。

请分析:该患者可行何种医学影像检查明确病变？为什么？

3. 患者,女,28 岁,婚后 2 年未孕,配偶精液常规检查正常,腹盆腔常规超声检查未见明显异常。

请分析:该患者下一步检查首选哪种医学影像学检查方法?

4. 患者,女,58 岁。绝经 4 年,阴道流血 3 个月。查体:宫颈大小如常,子宫稍大,活动可,两侧附件未及包块。

请分析:该患者需做哪些医学影像检查? 为什么?

5. 患者,男,65 岁。临床表现为尿频、尿急、尿流缓慢、尿流中断和排尿不尽。直肠触诊发现前列腺增大,质韧,边缘尚清,未触及不规则硬结。实验室检查:PSA1.9ng/ml。

请分析:该患者需做哪些医学影像检查? 为什么?

6. 患者,男,44 岁。肩背部疼痛 2 年,最近 2 周出现嗳气和厌食,晚上进食油腻食物后突发腹痛 2h 入院,查体:体温 39℃,Murphy 征(+)。临床医生诊断:急性胆囊炎可能性大。建议:进一步检查。

请分析:该患者术前需做哪些医学影像检查? 为什么?

7. 患者,女,69 岁。因乙肝肝硬化下肢水肿,3d 前自服"螺内酯、呋塞米",1d 前出现乏力、呕吐,呕吐物为胃内容物。B 超检查:肝硬化、脾大;生化全套:总胆红素 60.9μmol/L,直接胆红素 24.4μmol/L,间接胆红素 36.5μmol/L;甲胎蛋白(AFP)180μg/L。

请分析:为明确诊断该患者应做哪些影像检查? 引起患者脾大的原因是什么?

(梁正荣 李仕红 濮宏积 钱彩艳 辛春 杨斌 张彩洁 朱姬莹)

第五章　脊柱与四肢

第一部分　实 训 目 标

◆ **掌握**：颈椎、胸椎、腰椎、骶尾椎、四肢 DR 解剖；各椎骨、椎间盘的 CT 表现；椎间孔、侧隐窝的构成、位置、毗邻关系；关节突关节的构成；脊柱各段椎骨、椎管等骨性结构的 MRI 断层解剖特点；四肢骨骼、关节结构的 X 线、CT 影像特点。

◆ **熟悉**：颈椎、胸椎、腰椎、骶尾椎、四肢骨特点；四肢结构的配布特点，关节肌肉及主要韧带；肩关节、髋关节及膝关节主要韧带及肌腱的走行及结构特点。

◆ **了解**：颈椎、胸椎、腰椎、骶尾椎拍摄方法；典型椎体层面肌肉等其余结构的正常表现及毗邻关系；各段椎管内结构的构成、四肢肌肉走行及结构特点。

第二部分　岗位技能要点解析

一、脊柱区影像检查

（一）脊柱 DR

1. 第 1、2 颈椎张口位用于观察寰椎与枢椎、寰枕关节、寰枢关节。中心线对准口腔中点与探测器垂直。

2. 颈椎正位用于观察颈椎间隙、钩椎关节、椎体、棘突等结构。拍摄时，患者立于摄影架前，头部后仰，使听鼻线与探测器垂直，中心线对准甲状软骨下 2cm 处。

3. 颈椎侧位用于观察颈椎生理曲度、椎间隙、骨性结构等，患者侧立于摄片架前，头稍向后仰，中心线对准第 4 颈椎。

4. 颈椎斜位用于显示椎间孔、小关节及椎弓根，拍摄时可采用后前斜位、前后斜位，头痛、头晕、颈部不适患者可拍摄以上体位。

5. 胸椎正位用于了解各椎体形态、关节间隙、骨质情况和软组织影。胸椎前后位中心线对胸骨角与剑突连线中点。

6. 胸椎侧位用于观察其形态、生理曲度、骨质改变，中心线对准第 6 或第 7 胸椎。

7. 腰椎前后位用于观察腰椎形态、骨质改变、关节及椎旁软组织情况。中心线对中脐孔上方 3cm 处。

8. 腰椎侧位用于观察腰椎形态、骨质结构、椎间隙变化等。中心线对准第 3 腰椎棘突前方约 5cm 处。

9. 腰椎斜位主要观察椎弓峡部、上下关节突及其关节间隙等。中心线对准第 3 腰椎。

10. 骶尾骨前后位用于观察骶骨及骶髂关节,中心线向头侧倾斜 15°角。对准耻骨联合上方。

11. 骶尾骨侧位用于观察骶骨、尾骨等结构,多用以检查外伤后骨折。中心线对准髂后下棘前方 5cm 处。

（二）脊柱 MRI

脊柱的 MRI 检查及常规影像检查中最常应用到的是矢状断层和横断层,可以了解到脊柱骨质、脊髓、椎间盘及韧带等各类疾病。常规很少进行椎体冠状断层扫描,但在评估寰枢关节时,则常需要对其进行冠状断层扫描。由于 MRI 可以对人体任意角度扫描,所以其扫描基线常因患者脊柱形态进行个体差异性扫描,例如横断层常平行于椎间盘扫描、冠状位常沿椎管走向扫描。检查技术人员需根据患者疾病发生位置及临床要求适时做出必要的调整,以获得最佳扫描图像。

脊柱 MRI 常规检查中,需要注意以下事项:

1. 去除患者身上铁磁性金属异物、膏药等,以免造成图像磁敏感伪影。

2. 患者仰卧位,身体冠状面和检查床面平行。

3. MRI 检查时间较长,嘱患者保持身体无移动。幼儿检查常需镇静熟睡后进行。

4. 孕期 3 个月内的孕妇慎做 MRI 检查。

5. 烦躁、不能配合及有自闭症、恐惧症患者不宜做 MRI 检查。

6. 虽然目前大多医疗移植物、治疗设备具有 MRI 兼容性,但患者身体内存在金属移植物、心脏起搏器等必须与临床沟通,确定安全后方可检查。

7. 重症患者及儿童患者检查时,需有家属或医护人员陪同在内,以免发生意外。

8. 检查过程中,注意身体保暖及保护患者听力。

9. MRI 检查时,检查室屏蔽门不能开启,防止电磁干扰,以及其他人员擅入。

二、四肢影像检查

（一）四肢 DR

骨组织含有大量的钙盐,密度高,与周围软组织有良好的对比。而且骨本身的骨皮质和骨髓腔之间也有足够的密度差异,所以非常适宜 DR 检查。另外,DR 具有较高的空间分辨力,能显示骨和关节细微的骨质结构。

四肢 DR 体位的选择大部分采用正位和侧位,这样有利于避免 DR 的重叠因素对影像的影响。对于一些特殊的部位需要特殊体位,例如跟骨和髌骨需要采用轴位图像,来满足诊断的要求。另外,对于四肢长骨的 DR 检查,一定要注意包括一端关节,有利于帮助定位。在常规的四肢 DR 检查中要注意包括周围的软组织,有利于观察周围软组织结构。

（二）四肢 MRI

四肢的 MRI 检查中各关节的影像断层解剖主要依据临床需要进行扫描,各关节间的扫描方法及断层选择存在一定差异。

MRI 可以对人体任意角度扫描,而各关节的走向有时和人体常规断面基线存在不一致,在各关节 MRI 断层扫描原则主要以关节走向或肌腱走行等为依据进行检查,例如肩关节斜冠状断层扫描基线常平行于冈上肌,并垂直于肩关节盂方向,而此基线和人体冠状位存在一定夹角。

第三部分 导学练习

一、读片填图题

1. 颈椎侧位(DR)

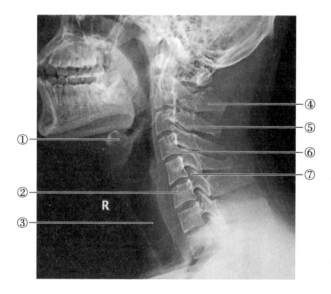

① _____ ② _____

③ _____ ④ _____

⑤ _____ ⑥ _____

⑦ _____

2. 胸腰段正位(DR)

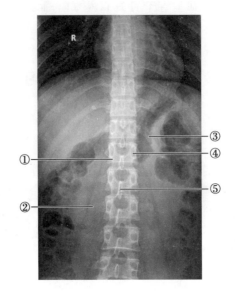

①＿＿＿＿＿＿＿＿＿＿＿＿＿＿＿＿＿＿＿　②＿＿＿＿＿＿＿＿＿＿＿＿＿＿＿＿＿＿＿＿

③＿＿＿＿＿＿＿＿＿＿＿＿＿＿＿＿＿＿＿　④＿＿＿＿＿＿＿＿＿＿＿＿＿＿＿＿＿＿＿＿

⑤＿＿＿＿＿＿＿＿＿＿＿＿＿＿＿＿＿＿＿

3. 腰椎斜位(DR)

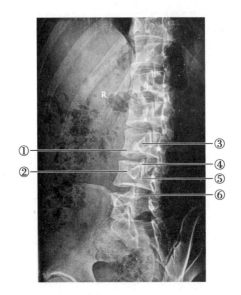

①＿＿＿＿＿＿＿＿＿＿＿＿＿＿＿＿＿＿＿　②＿＿＿＿＿＿＿＿＿＿＿＿＿＿＿＿＿＿＿＿

③＿＿＿＿＿＿＿＿＿＿＿＿＿＿＿＿＿＿＿　④＿＿＿＿＿＿＿＿＿＿＿＿＿＿＿＿＿＿＿＿

⑤＿＿＿＿＿＿＿＿＿＿＿＿＿＿＿＿＿＿＿　⑥＿＿＿＿＿＿＿＿＿＿＿＿＿＿＿＿＿＿＿＿

4. 经颈椎齿突冠状断层(MRI T$_2$WI)

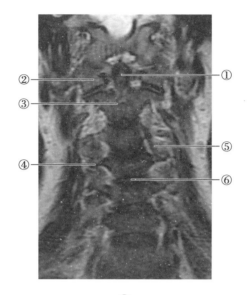

① _____ ② _____

③ _____ ④ _____

⑤ _____ ⑥ _____

5. 经颈椎正中矢状断层(MRI T$_2$WI)

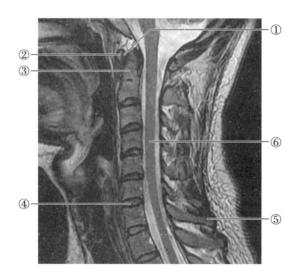

① _____ ② _____

③ _____ ④ _____

⑤ _____ ⑥ _____

6. 经胸椎椎弓根横断层(MRI T$_1$WI)

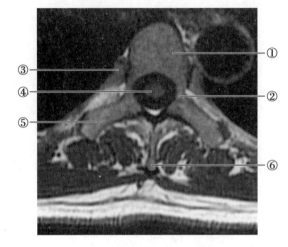

① _____　② _____
③ _____　④ _____
⑤ _____　⑥ _____

7. 经腰椎椎间盘横断层(MRI T$_2$WI)

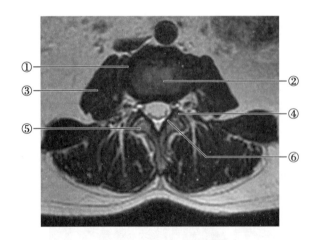

① _____　② _____
③ _____　④ _____
⑤ _____　⑥ _____

8. 经腰椎正中矢状断层(MRI T$_2$WI)

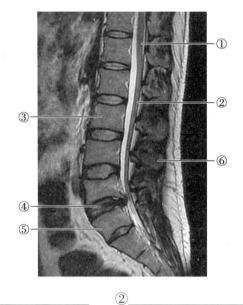

① _____　② _____

③ _____　④ _____

⑤ _____　⑥ _____

9. 儿童关节 DR 图像

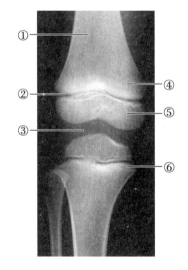

① _____　② _____

③ _____　④ _____

⑤ _____　⑥ _____

10. 成人长骨 DR 图像

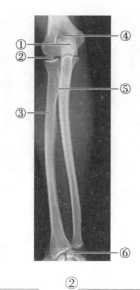

① _____ ② _____

③ _____ ④ _____

⑤ _____ ⑥ _____

11. 成人膝关节 DR 图像

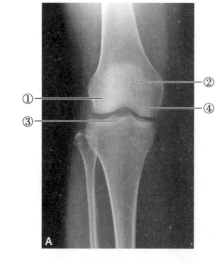 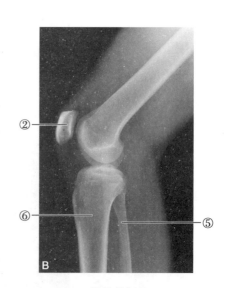

膝关节正位　　　　　　　　　　　膝关节侧位

① _____ ② _____

③ _____ ④ _____

⑤ _____ ⑥ _____

12. 成人骨盆 DR 图像

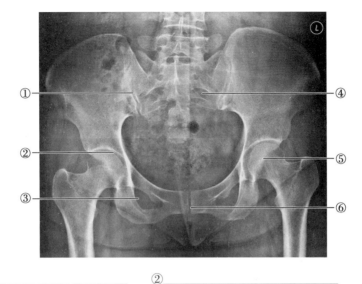

①_____　②_____
③_____　④_____
⑤_____　⑥_____

13. 足部 DR 图像

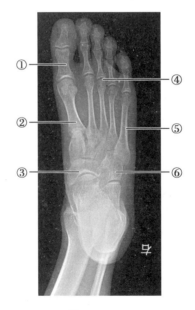

①_____　②_____
③_____　④_____
⑤_____　⑥_____

14. 肩关节 DR 图像

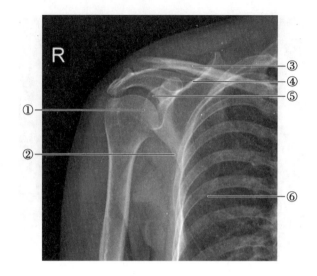

①_____　②_____
③_____　④_____
⑤_____　⑥_____

15. 经肩关节中份斜冠状断层(MRI T_1WI)

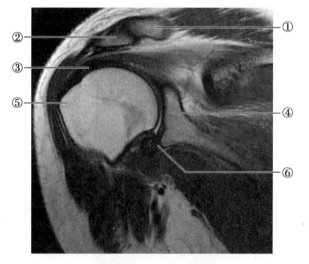

①_____　②_____
③_____　④_____
⑤_____　⑥_____

16. 经髋关节中份冠状断层(MRI T₁WI)

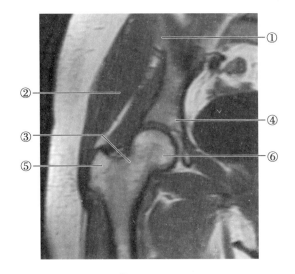

① _____ ② _____
③ _____ ④ _____
⑤ _____ ⑥ _____

17. 经股骨头中份横断层(MRI T₁WI)

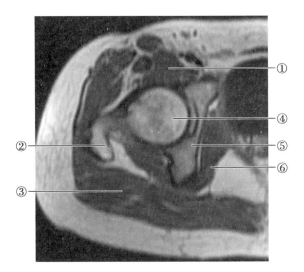

① _____ ② _____
③ _____ ④ _____
⑤ _____ ⑥ _____

18. 经股骨内侧髁中份矢状断层（MRI PDWI）

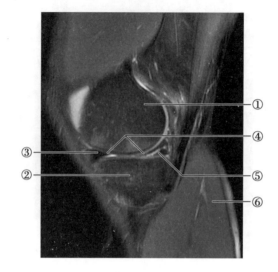

①_____　　②_____
③_____　　④_____
⑤_____　　⑥_____

19. 经股骨髁间窝矢状断层（MRI T_2WI）

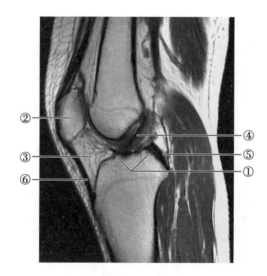

①_____　　②_____
③_____　　④_____
⑤_____　　⑥_____

20. 经股骨髁间隆起冠状断层（MRI T$_2$WI）

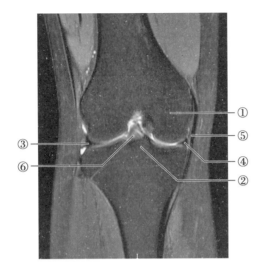

①_____ ②_____

③_____ ④_____

⑤_____ ⑥_____

21. 经跟腱矢状断层（MRI T$_2$WI）

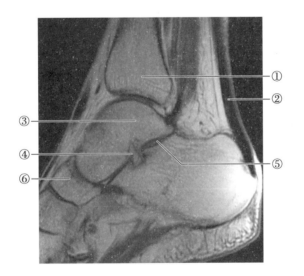

①_____ ②_____

③_____ ④_____

⑤_____ ⑥_____

二、选择题

（一）A 型选择题（以下每题具备 A、B、C、D、E 五个选项，从中选择一个最佳答案）

1. 下列描述**有误**的是
   A. 椎体骨小梁呈细网状致密影
   B. 可于平片清晰显示前纵韧带
   C. 脊柱存在 4 个生理性弯曲
   D. 骨皮质密度最高
   E. 平片无法清晰显示脑脊液

2. 颈椎张口位可显示
   A. 寰枢关节
   B. 钩椎关节
   C. 肋椎关节
   D. 甲状软骨
   E. 环状软骨

3. 关于颈椎前后位的描述**错误**的是
   A. 椎体呈扁长方形
   B. 钩椎关节需重点观察
   C. 椎弓根呈环形致密影
   D. 可显示寰、枢椎
   E. 可显示棘突

4. 关于颈椎侧位的描述**错误**的是
   A. 椎体前后缘连线光滑
   B. 椎体边缘圆钝
   C. 椎间隙清晰可见
   D. 第 1 颈椎棘突粗大
   E. 横突重叠，难以辨认

5. 关于颈椎斜位的描述**错误**的是
   A. 主要显示椎间孔的形态和大小
   B. 椎间孔呈纵向长卵圆形透光区
   C. 颈椎斜位与腰椎斜位一致，均用以显示椎间孔
   D. 颈椎前后斜位时，左后斜位显示右侧椎间孔
   E. 颈椎后前斜位时，左前斜位显示左侧椎间孔

6. 关于胸椎正位的描述**错误**的是
   A. 可清晰显示胸骨
   B. 椎体自上而下逐渐增大
   C. 椎弓根投影于椎体阴影内两侧，呈环形致密影
   D. 棘突呈叠瓦状投影于中线上
   E. 左侧胸椎旁可见一线样致密影

7. 关于脊柱 DR 描述**错误**的是
   A. X 线平片可以清晰显示椎体及附件
   B. 骨皮质呈线样致密影，密度均匀，轮廓光整
   C. 椎体纵行骨小梁较横行骨小梁明显
   D. 颈曲以第 7 颈椎处最显著
   E. 脊髓、韧带、脑脊液无法显示

8. 关于腰椎正位描述**错误**的是
   A. 椎体较胸椎大
   B. 第 4 腰椎横突最长
   C. 椎弓根呈对称性卵圆形结构
   D. 上下关节突之间形成关节间隙
   E. 可显示腰大肌及部分骶髂关节

9. 关于腰椎斜位描述**错误**的是

A. 椎弓峡部为重点观察内容   B. 近片侧横突状如"狗嘴"

C. 椎弓根呈环形致密影状如"狗眼"   D. 近片侧下关节突状如"狗前足"

E. 椎弓峡部,状如"狗耳"

10. 下列描述**错误**的是

    A. 腰椎侧位显示椎间隙前宽后窄

    B. 腰骶角,一般不超过30°

    C. 成人骶椎间隙于侧位片显示前宽后窄

    D. 脊柱 DR 可用于显示退行性病变

    E. 骶尾骨侧位用于观察骶、尾骨等结构,多用以检查外伤后骨折

11. 关于胸椎 CT 描述,下列**不准确**的是

    A. 椎体呈心形,前后径略大于横径,椎体后缘前凹

    B. 椎体 12 个

    C. 从上至下逐渐增大,上部胸椎近似颈椎,下部胸椎类似腰椎

    D. 胸椎体后部有一对肋凹与肋骨头相接

    E. 胸椎横突孔内见血管、神经通过

12. 关于颈椎 CT 描述,下列**不准确**的是

    A. 第 1 颈椎(寰椎)呈环状,主要由前弓、后弓及侧块组成

    B. 第 2 颈椎(枢椎)椎体上方有一齿突,齿突的前后分别与寰椎的齿凹和寰椎横韧带形成寰枢关节,枢椎的横突较小,上有横突孔

    C. 第 3~7 颈椎的椎骨在横断面上呈肾形

    D. 颈椎椎管除寰椎、枢椎平面外,呈近似三角形

    E. 寰椎在前后弓中部有前结节和后结节,侧块上有上下关节凹分别与枕骨髁和枢椎上关节突形成关节,两侧横突短小,并分别有一横突孔

13. 腰椎 CT 描述,下列**不准确**的是

    A. 椎体横径大于前后径,椎体后缘略前凹

    B. 上下关节突粗大

    C. 椎管形态在第 1、2 腰椎平面多呈圆形或卵圆形

    D. 在所有椎骨中腰椎的椎体体积最小

    E. 椎体呈肾形

14. 关于骶尾椎 CT 描述,下列**不准确**的是

    A. 6 个骶椎融合成一块骶骨,5 个尾椎融合成一块尾骨

    B. 骶管位于骶椎中线后方,在第 1 骶椎水平略呈三角形,往下逐渐变为扁平形

    C. 骶前孔居骶管前外侧,较大,两侧对称,其内可见圆形神经根鞘影

    D. 骶后孔较小,居骶管后外侧

    E. 骶骨两侧的耳状关节面与髂骨构成骶髂关节

15. 关于椎间盘的 CT 描述,下列**不准确**的是

    A. 正常椎间盘呈等密度

    B. 正常椎间盘不超过或略超过椎体边缘

C. 胸椎椎间盘最厚

D. 胸椎肋骨头平行于椎间盘平面,故肋骨头是显示胸椎椎间盘的重要标志

E. 腰椎椎间盘从上到下渐增厚,且前缘大于后缘

16. 在矢状层面上,下列**不准确**的是

A. 颈曲凸向后方,第 3~7 颈椎体呈长方形,自上而下逐渐增大。枢椎棘突较粗,在第 7 颈椎棘突长而宽,颈椎棘突叠瓦状斜向后下

B. 枢椎齿状突与寰椎前结节之间间隙的增宽,是判断寰枢关节半脱位的重要指标之一

C. 胸曲向后凸,胸椎体呈近似长方形,自上而下逐渐增大

D. 腰曲凸向前,腰椎体呈长方形,腰椎间隙较颈胸椎宽。腰椎棘突同样呈叠瓦状

E. 骶曲向后凸,通过第 1 骶椎上缘的直线与水平线夹角称腰骶角

17. 在椎骨的结构中,主要由骨松质构成的是

A. 椎体   B. 椎弓根   C. 横突

D. 上关节突   E. 下关节突

18. 人体脊柱的椎间盘数目是

A. 21 个   B. 22 个   C. 23 个

D. 24 个   E. 25 个

19. 在脊柱横断层上呈椭圆形的椎体是

A. 颈椎   B. 胸椎   C. 腰椎

D. 骶椎   E. 尾椎

20. 显示颈神经根的最佳断层是

A. 横断层   B. 矢状断层

C. 冠状断层   D. 与冠状面成 60° 斜面

E. 与水平面成 10°,与冠状面成 45° 斜面

21. 关于寰枕关节横断层的叙述,**错误**的是

A. 寰枕关节腔呈冠状位   B. 枕骨髁位于关节腔内侧

C. 寰椎侧块位于关节腔外侧   D. 可见齿突上端

E. 若横断层偏低可显示寰椎前弓

22. 经寰枕关节横断层上颈内动脉的方位是

A. 头外直肌后方   B. 寰枕关节前外侧   C. 寰枕关节后方

D. 椎管内   E. 茎突后方

23. 经寰枢关节横断层上的结构**不包括**

A. 枕髁   B. 齿突   C. 寰椎后弓

D. 寰椎横韧带   E. 寰椎侧块

24. 识别脊柱颈段经椎弓根横断层面的主要特征

A. 椎管呈不完整的骨性环   B. 横突孔内有椎动、静脉通过   C. 椎管呈完整的骨环

D. 棘突末端分叉   E. 椎体呈椭圆形

25. 经椎体下份横断层的结构**不包括**

A. 椎间孔   B. 椎弓根   C. 椎体

D. 钩椎关节　　　　　　　　E. 椎管为不完整的骨环

26. 在正常脊柱上可出现轻度后凸的椎间盘是
    A. 颈段　　　　　　　　　B. 胸段　　　　　　　　　C. 腰段
    D. 骶段　　　　　　　　　E. 尾段

27. 下列哪项**不是**寰椎结构
    A. 前弓　　　　　　　　　B. 后弓　　　　　　　　　C. 齿突
    D. 横突孔　　　　　　　　E. 侧块

28. 限制脊柱过伸的韧带是
    A. 棘上韧带　　　　　　　B. 后纵韧带　　　　　　　C. 前纵韧带
    D. 棘间韧带　　　　　　　E. 黄韧带

29. 哪一个颈椎棘突较长,可作为计数椎体的标志
    A. 第 3 颈椎　　　　　　　B. 第 4 颈椎　　　　　　　C. 第 5 颈椎
    D. 第 6 颈椎　　　　　　　E. 第 7 颈椎

30. 腰椎横断层面中腰椎体两侧的肌是
    A. 腰大肌　　　　　　　　B. 背阔肌　　　　　　　　C. 腰方肌
    D. 腹直肌　　　　　　　　E. 竖脊肌

31. 正常成人脊髓圆锥约平哪个椎体
    A. 第 11 胸椎　　　　　　B. 第 12 胸椎　　　　　　C. 第 1 腰椎
    D. 第 2 腰椎　　　　　　　E. 第 1 骶椎

32. 椎管内最狭窄的部位是
    A. 椎间孔　　　　　　　　B. 侧隐窝　　　　　　　　C. 椎管前部
    D. 椎管外后部　　　　　　E. 椎管后部

33. 以下**不是**长骨的是
    A. 腓骨　　　　　　　　　B. 肋骨　　　　　　　　　C. 跖骨
    D. 掌骨　　　　　　　　　E. 指骨

34. 以下关于骨髓描述正确的是
    A. 全部位于长骨的骨髓腔内　　　　　B. 黄骨髓有造血功能
    C. 胎儿和幼儿无黄骨髓只有红骨髓　　D. 黄骨髓主要成分为水
    E. 红骨髓不会转变为黄骨髓

35. 下列关于肩关节的说法,**错误**的是
    A. 由肩胛骨的关节盂与肱骨头构成　　B. 由纤维软骨构成的盂唇
    C. 是球窝关节　　　　　　　　　　　D. 关节囊薄而松弛
    E. 最易从上方脱位

36. 有半月板的关节是
    A. 膝关节　　　　　　　　B. 胸锁关节　　　　　　　C. 下颌关节
    D. 肘关节　　　　　　　　E. 椎间关节

37. 髋关节、肩关节及颞下颌关节分别具有下列辅助结构,**除外**
    A. 关节盘　　　　　　　　B. 关节唇　　　　　　　　C. 囊内韧带

D. 囊外韧带　　　　　　　　　E. 翼状襞

38. 有关膝关节辅助结构的描述,**错误**的是

　　A. 内侧半月板呈 C 形　　　　　　　　　B. 外侧半月板较小,呈 O 形

　　C. 前交叉韧带防止胫骨前移　　　　　　D. 内侧半月板与胫侧副韧带紧密相连

　　E. 前、后交叉韧带属囊内韧带,均在关节腔内

39. 关节的基本结构是

　　A. 关节头、关节囊和韧带　　　　　　　B. 关节头、关节囊和关节腔

　　C. 关节面、关节液和关节腔　　　　　　D. 关节面、关节囊和关节腔

　　E. 关节面、关节腔和韧带

40. 肱骨体后面中份有

　　A. 尺神经沟　　　　　　B. 桡神经沟　　　　　　　　　C. 大结节

　　D. 小结节　　　　　　　E. 鹰嘴窝

41. 关于成人长骨的 X 线解剖,叙述**错误**的是

　　A. 骨骺线消失　　　　　　　　　　　　B. 骨干和骨松质构成骨端

　　C. 骨端有一薄层壳状骨板为骨性关节面　D. 骨性关节面外面覆盖一层软骨

　　E. 关节软骨可在 X 线平片上显影

42. 关于关节间隙的说法,正确的是

　　A. 关节腔的投影　　　　　　　　　　　B. 关节软骨的投影

　　C. 关节盘的投影　　　　　　　　　　　D. 关节软骨和关节盘投影

　　E. 关节软骨、关节盘和关节腔的综合投影

43. 关于关节的 X 线解剖的叙述**错误**的是

　　A. 关节间隙　　　　　　　　　　　　　B. 骨性关节面

　　C. 关节囊　　　　　　　　　　　　　　D. 韧带

　　E. 关节内、外脂肪层为高密度影

44. 肩胛骨的特点**错误**的是

　　A. 肩胛骨位于胸廓后外侧,为三角形扁骨

　　B. 肩胛骨有前侧、外侧、上侧三个角

　　C. 后面上方向前外突出为肩胛冈,将肩胛骨分为冈上窝和冈下窝

　　D. 肩胛冈向外侧延伸的扁平突起为肩峰,是肩部最高点

　　E. 内侧缘薄而锐利,上肢上举时大致与肺斜裂的体表投影相符

45. 肩胛骨的骨性突起的特点描述**错误**的是

　　A. 喙突为在肩胛骨的近外侧角处向前外侧伸出指状突起

　　B. 肩胛骨上角平对第 2 肋

　　C. 其下角平对第 9 肋

　　D. 其外侧角朝外侧有一浅凹称关节盂

　　E. 肩胛冈向外侧延伸的扁平突起为肩峰

46. 关于锁骨下动脉特点描述**错误**的是

　　A. 锁骨下动脉左侧起自主动脉弓

B. 右侧起自头臂干

C. 锁骨下动脉穿斜角肌间隙至第 3 肋外侧缘续为腋动脉

D. 锁骨下动脉的体表投影为胸锁关节至锁骨下缘中点间的向上凸起的弓形线

E. 腋动脉移行于锁骨下动脉,至大圆肌下缘移行为肱动脉

47. 肱动脉的走行特点**错误**的是

A. 肱动脉与正中神经伴行

B. 肱动脉沿肱二头肌内侧沟下行至肘窝

C. 肱动脉的主要分支是肱深动脉,与尺神经伴行

D. 肱动脉发出尺侧上副动脉、尺侧下副动脉、肱骨滋养动脉

E. 桡动脉的主要分支有桡侧返动脉、掌浅支等

48. 尺动脉的特点**错误**的是

A. 尺动脉在指浅屈肌和尺侧腕屈肌之间伴尺神经下行

B. 尺动脉经屈肌支持带浅面、豌豆骨桡侧至手掌,与桡动脉掌深支吻合成掌深弓

C. 尺动脉的主要分支有尺侧返动脉、骨间总动脉及掌深支

D. 掌浅弓位于掌腱膜的深面

E. 掌深弓位于屈肌总腱鞘的深面,由桡动脉末端和尺动脉掌深支吻合而成

49. 股动脉描述**错误**的是

A. 股动脉移行于髂内动脉

B. 在股三角内,股动脉位于股神经和股静脉之间

C. 股动脉在腘窝,移行为腘动脉

D. 股动脉在小腿骨间膜上方分为胫前动脉和胫后动脉

E. 股动脉为下肢的动脉主干,在腹股沟韧带深面续于髂外动脉

50. 股深动脉特点**错误**的是

A. 股深动脉在腹股沟韧带下方 2～5cm 处起自股动脉

B. 股深动脉经股动脉后方向后内下方走行

C. 股深动脉发出旋股内侧动脉至大腿内侧群肌

D. 股深动脉是股动脉的主要分支

E. 股深动脉分为足底内侧动脉和足底外侧动脉

51. 腘动脉特点描述**错误**的是

A. 腘动脉在收肌腱裂孔处续于股动脉

B. 其在腘窝深部下行

C. 其在小腿骨间膜上方分为腓前动脉和腓后动脉

D. 在腘窝发出分支至膝关节和邻近诸肌

E. 参与膝关节网的构成

52. 关于腘动脉分支的描述**错误**的是

A. 胫后动脉沿小腿后面浅、深屈肌之间下行

B. 胫后动脉经内踝前方分为足底内侧动脉和足底外侧动脉

C. 胫前动脉由腘动脉发出下行,至踝关节前方移行为足背动脉

D. 腘动脉分为胫前动脉和胫后动脉

E. 腘动脉在收肌腱裂孔处续于股动脉

53. 关于躯干骨的变异描述**错误**的是

A. 颈肋位于第 7 颈椎的侧方可见多余的肋骨

B. 颈肋可为一侧或两侧

C. 叉状肋为肋骨的胸椎端呈分叉状表现

D. 肋骨融合常发生于第 2~5 肋骨的后部

E. 肋骨融合是由于肋骨发育过程中分节不全造成的

54. 关于脊柱先天变异描述**错误**的是

A. 椎体融合是相邻两个椎体发生融合

B. 椎体融合是椎体分节不全造成的

C. 移行椎指椎体位置发生变异

D. 移行椎可表现为向尾侧或向头侧的移行

E. 蝴蝶椎指椎体发育过程中两个骨化中心未融合

55. 下列描述**错误**的是

A. 骶椎隐裂为椎弓板发育时形成一裂隙

B. 骶椎隐裂可见椎管内容物突出

C. 椎体永存骨骺常见于椎体前上下缘,为一三角形多余小骨块

D. 椎体永存骨骺须与骨折区别

E. 椎体永存骨骺又称为椎体额外骨突

56. 关于四肢骨变异描述**错误**的是

A. 永存骨骺指在发育期间,骨基底部外侧可能出现一个条状二次骨化中心,多数为双侧

B. 永存骨骺的长轴与骨长轴平行

C. 手籽骨是由发生在掌指关节和指间关节附近肌腱内的化骨核骨化所形成

D. 手籽骨最常见于第二掌指关节

E. 足籽骨最常见于第一跖骨的头部

57. 关于肩关节的描述**错误**的是

A. 肩关节由肱骨头和肩胛骨关节盂构成

B. 肩关节是全身最灵活的关节

C. 肩关节周围有盂唇

D. 关节囊的上部有韧带,后部和前方有肌肉,以增强连结

E. 肩关节脱位以后下脱位多见

58. 关于肩关节影像学表现描述**错误**的是

A. 正常肩关节的关节间隙一般为 4~6mm

B. 在肱骨内收位时,肱骨头影的下界一般不低于肩关节盂影的下界

C. 肱骨头上方至肩峰间的正常距离为 6~16mm

D. 肩关节发生脱位时,肩肱曲线被破坏而呈钝角

E. 关节盂前缘偏内,后缘偏外,呈纵向卵圆环

59. 关于锁骨描述**错误**的是

　　A. 锁骨内侧端呈方形与胸骨柄相对并构成胸锁关节

　　B. 锁骨外侧端与肩峰构成肩锁关节

　　C. 锁骨下缘较光滑,上缘内侧端附近可见一骨质浅凹

　　D. 锁骨外侧端附近有喙突粗隆或称锥状结节

　　E. 后前位胸片上可测量胸椎棘突至两侧锁骨内侧端的距离是否对称,以判断照片体位是否端正

60. 肱骨特点描述**错误**的是

　　A. 肱骨属于长管状骨,可分为一体两端,中间为肱骨体

　　B. 肱骨头呈半球形,朝上后内方,与关节盂组成关节

　　C. 股骨颈下向外侧的突起为大结节,颈下向后突出为小结节

　　D. 大小结节之间的纵沟为结节间沟

　　E. 肱骨上端与肱骨体交界处稍变细,称外科颈,此处易发生骨折

61. 下列描述**错误**的是

　　A. 肱骨体中部外侧方骨粗隆,称为三角肌粗隆

　　B. 肱骨下端呈前后略扁的三棱柱形,外侧有呈半球状的肱骨小头

　　C. 肱骨小头与桡骨组成肱桡关节

　　D. 滑车前方有一深窝,称鹰嘴窝

　　E. 肱骨内、外上髁为体表标志

62. 尺骨的特点**错误**的是

　　A. 尺骨位于前臂的内侧,下端粗大,上端细小

　　B. 尺骨上端前有半月形的滑车切迹

　　C. 滑车后上方的突起为尺骨鹰嘴

　　D. 尺骨前下方的突起称冠突

　　E. 尺骨头后内侧向下伸出尺骨茎突

63. 关于肩关节CT横断层解剖,描述**不准确**的是

　　A. 经关节盂上份横断层面,主要显示喙突、关节盂上缘、肩胛骨和肱骨头上部、肩关节周围肌、锁骨下血管

　　B. 肱骨头与肩胛骨关节盂构成肩关节

　　C. 经关节盂中份横断层面,可见肱骨大结节、小结节和结节间沟

　　D. 经关节盂下份横断层面可见冈上肌

　　E. 经关节盂下份横断层面可见小圆肌

64. 经肩关节中份冠断层,下列描述**不准确**的是

　　A. 肱骨头与关节盂相对,肩关节呈新月形

　　B. 肱骨头向下逐渐移行为肱骨解剖颈、外科颈

　　C. 肱骨头上方出现了冈上肌

　　D. 冈上肌的上方可见肩锁关节

E. 以上都不是

65. 下列肌腱中,**不参与**构成肩袖的是

A. 冈上肌腱 　　　　　　B. 大圆肌腱 　　　　　　C. 小圆肌腱

D. 肩胛下肌腱 　　　　　E. 冈下肌腱

66. 通过肩关节囊内的肌腱是

A. 肱二头肌短头肌腱 　　B. 肱三头肌长头肌腱 　　C. 肱二头肌长头肌腱

D. 大圆肌腱 　　　　　　E. 冈上肌腱

67. 与肱骨滑车相关节的是

A. 桡骨头 　　　　　　　B. 尺骨头 　　　　　　　C. 桡切迹

D. 尺骨半月切迹 　　　　E. 桡骨环状关节面

68. 关于肘关节描述,下列**错误**的是

A. 尺骨桡切迹与桡骨头形成桡尺近侧关节

B. 经肱骨内、外上髁横断层可见两侧较宽大部分为内、外上髁

C. 肱骨滑车与桡切迹构成关节

D. 肱骨后缘为肱骨滑车后关节面,与尺骨鹰嘴构成肱尺关节

E. 肱骨小头与桡骨头关节凹形成肱桡关节

69. 经近侧列腕骨横断层的结构包括

A. 手舟骨、月骨 　　　　B. 桡骨 　　　　　　　　C. 尺骨

D. 钩骨 　　　　　　　　E. 第一掌骨

70. 经股骨头上份横断层,髋关节的前方有

A. 梨状肌腱 　　　　　　B. 腰大肌和髂肌 　　　　C. 上孖肌

D. 臀中肌 　　　　　　　E. 臀小肌

71. 经股骨头下份横断层,**错误**的是

A. 股骨头明显变小,其后外侧为股骨颈

B. 髋骨的前部坐骨结节上端其外侧面为髋臼

C. 髋骨中部为耻骨和坐骨体

D. 坐骨结节与耻骨上支之间可见闭孔

E. 股骨与坐骨结节之间,由前至后依次可见闭孔外肌腱、股方肌和坐骨神经

72. 肘关节横断面上,包绕于桡骨头周围的 C 形韧带是

A. 桡舟韧带 　　　　　　B. 桡骨环状韧带 　　　　C. 尺侧副韧带

D. 桡侧副韧带 　　　　　E. 桡舟头韧带

73. 肱骨近端结构**不包括**

A. 小结节 　　　　　　　B. 大结节 　　　　　　　C. 肱骨小头

D. 解剖颈 　　　　　　　E. 肱骨头

74. 髋关节横断面上,股骨颈位于股骨头的

A. 后外侧 　　　　　　　B. 前内侧 　　　　　　　C. 前外侧

D. 后方 　　　　　　　　E. 后内侧

75. 经股骨内外髁横断层,描述**不准确**的是

A. 关节后方为髁间窝

B. 髁间窝内，外侧髁内侧缘有后交叉韧带连接

C. 前部为髌骨，与股骨构成髌股关节

D. 髌骨后方为宽大的股骨下端，与内、外侧髁一起构成马蹄形

E. 股骨后部内外髁的凹陷为髁间窝

76. 经股骨髁间隆起冠状断层，**不包括**（　　）结构

    A. 前交叉韧带　　　　　　　B. 后交叉韧带　　　　　　　C. 外侧半月板

    D. 股神经　　　　　　　　　E. 内侧半月板

77. 经远侧胫腓关节横断层，**不包括**

    A. 胫骨　　　　　　　　　　B. 腓骨　　　　　　　　　　C. 胫骨前肌腱

    D. 跟腱　　　　　　　　　　E. 跟骨

78. 近侧列腕骨由桡侧向尺侧依次为

    A. 手舟骨、月骨、豌豆骨、三角骨　　　　　　B. 月骨、手舟骨、三角骨、豌豆骨

    C. 手舟骨、月骨、头状骨、豌豆骨　　　　　　D. 手舟骨、月骨、钩骨、豌豆骨

    E. 手舟骨、月骨、三角骨、豌豆骨

79. 肱骨结节间沟内走行

    A. 冈上肌腱　　　　　　　　B. 冈下肌腱　　　　　　　　C. 肱二头肌长头腱

    D. 肱二头肌短头腱　　　　　E. 小圆肌腱

80. 走行于腕管的神经是

    A. 桡神经　　　　　　　　　B. 正中神经　　　　　　　　C. 尺神经

    D. 肌皮神经　　　　　　　　E. 骨间神经

81. 臂下份的水平断面正中神经、尺神经与桡神经关系为

    A. 肱骨前、内、前外　　　　B. 肱骨外、内、前外　　　　C. 肱骨外、内、前内

    D. 肱骨前、外、前外　　　　E. 肱骨后、后内、前外

82. 膝关节正中矢状断面上**看不见**的是

    A. 半月板　　　　　　　　　B. 板股韧带　　　　　　　　C. 交叉韧带

    D. 后交叉韧带　　　　　　　E. 髌上囊

83. 下列骨**没有**与距骨构成关节的是

    A. 胫骨　　　　　　　　　　B. 腓骨　　　　　　　　　　C. 跟骨

    D. 足舟骨　　　　　　　　　E. 骰骨

84. 膝关节髁间隆起冠状断面上**看不见**的是

    A. 内侧半月板　　　　　　　B. 内侧副韧带　　　　　　　C. 前交叉韧带

    D. 后交叉韧带　　　　　　　E. 髌下脂肪垫

（二）X 型选择题（以下每题具备 A、B、C、D、E 五个选项，从中选择所有正确答案）

1. 患者，男，68 岁。颈部不适、手麻 2 个月。该患者可进行哪些 X 线检查

    A. 第 1、2 颈椎张口位　　　B. 颈椎正位　　　　　　　　C. 颈椎侧位

    D. 颈椎斜位　　　　　　　　E. 颈部 MRI

2. 颈椎侧位可清晰显示**无重叠**的结构有

    A. 椎体   B. 横突   C. 棘突

    D. 关节突   E. 椎间盘

3. 关于胸椎正位描述正确的有

    A. 椎体呈楔形   B. 椎间隙宽度均匀

    C. 正位上棘突呈水滴状   D. 椎间隙较宽

    E. 胸椎椎弓板及棘突于侧位显示欠完整

4. 关于腰椎斜位的描述正确的有

    A. 形似"狗"   B. "狗眼"为横突投影

    C. "狗颈"为椎弓峡部投影   D. 用于显示椎间孔

    E. 主要观察椎弓峡部

5. 关于骶尾椎正侧位描述正确的有

    A. 第 1 骶椎前上缘明显突起为骶骨岬   B. 尾骨与骶骨间借线样低密度软骨相连

    C. 可见 4 对高密度骶孔   D. 骶骨背侧凹陷,盆面隆凸不平

    E. 骶骨呈倒置三角形

6. 属于椎管骨性组成结构的有

    A. 椎体后壁   B. 椎弓根   C. 上关节突

    D. 横突   E. 棘突

7. 椎管内韧带有

    A. 前纵韧带   B. 后纵韧带   C. 黄韧带

    D. 棘上韧带   E. 棘间韧带

8. 以下结构在 MRI T_2WI 图像上呈高信号的有

    A. 脑脊液   B. 椎间盘髓核   C. 椎间盘纤维环

    D. 黄韧带   E. 脊髓

9. 哪些结构属于椎体间连结

    A. 前纵韧带   B. 后纵韧带   C. 棘间韧带

    D. 棘上韧带   E. 椎间盘

10. 当层面通过椎间盘横断层时**不能**显示下列哪项结构

    A. 椎体   B. 椎弓根   C. 椎板

    D. 棘突   E. 椎间孔

11. 上肢骨包括

    A. 肱骨   B. 尺骨   C. 桡骨

    D. 腕骨   E. 肩胛骨

12. 关于锁骨的描述正确的是

    A. 锁骨是上肢骨唯一与躯干骨构成关节的骨

    B. 位于胸廓上方,呈横 S 形

    C. 其外侧 2/3 凸向前方

    D. 锁骨骨折多发生在中外 1/3 交界处

    E. 锁骨外侧端扁平,与肩胛骨的肩峰相关连,又称肩峰端

13. 关于肘关节描述正确的是
    A. 肘关节为复合关节
    B. 肱尺关节由肱骨滑车和桡骨滑车切迹构成
    C. 肱桡关节由肱骨小头和桡骨关节凹构成
    D. 桡尺近侧关节由桡骨环状关节面和尺骨桡切迹构成
    E. DR 侧位片上,桡骨头与尺骨冠突部分重叠

14. 关于骨盆的描述正确的是
    A. 骨盆是连接脊柱和下肢的盆状骨架
    B. 髋骨由髂骨、坐骨和耻骨组成,为不规则扁骨
    C. 髋臼与股骨头构成髋关节
    D. 髋臼前下方有闭孔
    E. 髂骨上缘肥厚,呈弓形,称髂嵴

15. 关于股骨描述正确的是
    A. 股骨是人体最长、最结实的长骨
    B. 股骨上端伸向外上呈球状结构,称为股骨头,与髋臼构成关节
    C. 股骨头外下方较细称股骨颈
    D. 颈体交界处外侧的突起为小转子,后内侧的突起称大转子
    E. 股骨下端膨大形成内侧髁和外侧髁,两髁之间为髁间窝

16. 腋动脉特点描述正确的是
    A. 腋动脉移行于头臂干
    B. 腋动脉至大圆肌下缘移行为肱动脉
    C. 腋动脉至前臂分为桡动脉和尺动脉
    D. 腋动脉可走行于腋窝内
    E. 腋动脉分支有胸肩峰动脉、胸外侧动脉、肩胛下动脉及旋肱后动脉

17. 关于肱动脉描述正确的是
    A. 肱动脉与正中神经伴行
    B. 其沿肱二头肌内侧沟下行至腋窝
    C. 肱动脉在平桡骨颈高度分为桡动脉和尺动脉
    D. 肱动脉的主要分支是肱深动脉,与桡神经伴行
    E. 肱深动脉沿肱骨肌管至臂后区,分布于肱骨和肱二头肌

18. 关于尺、桡动脉描述正确的是
    A. 桡动脉经肱桡肌和旋前圆肌之间下行
    B. 桡动脉的主要分支有桡侧返动脉、掌浅支、拇主要动脉
    C. 尺动脉下段仅被皮肤和筋膜遮盖,是临床触摸脉搏的部位
    D. 桡动脉在指浅屈肌和尺侧腕屈肌之间伴尺神经下行
    E. 尺动脉的主要分支有尺侧返动脉、骨间总动脉、掌深支

19. 下列描述正确的是
    A. 胫前动脉是来自腘动脉的分支

B. 胫前动脉在踝关节前方移行为足背动脉

C. 腘动脉在收肌腱裂孔处续于股动脉

D. 腘动脉在腘窝深部下行

E. 胫前动脉在踝关节前方移行为足背动脉

20. 下列关于躯干骨变异描述正确的是

A. 颈肋位于第 7 颈椎的侧方可见多余的肋骨

B. 颈肋也少数发生于第 6 颈椎

C. 颈肋可为一侧或两侧

D. 叉状肋为肋骨的胸骨端呈分叉状表现

E. 肋骨融合常发生于第 2~5 肋骨的后部

21. 腕关节特点描述正确的是

A. 腕骨间关节为相邻各腕骨之间构成的微动关节

B. 腕骨间关节可分为近侧列腕骨间关节、远侧列腕骨间关节和两列腕骨之间的腕中关节

C. 各腕骨之间借韧带连结成一整体,各关节腔彼此分隔

D. 腕关节亦称尺腕关节

E. 腕关节由手的舟骨、月骨和三角骨的近侧关节面作为关节头

22. 在 DR 侧位片上,腕关节表现正确的是

A. 在所有腕骨中,最靠近桡骨下关节面的为月骨,呈半月形

B. 月骨远端是体积最大、呈长方形的头状骨

C. 头状骨近端的头部与月骨嵌合,远侧端与掌骨底对应

D. 在舟骨结节的背侧有一圆形的豌豆骨与舟骨重叠

E. 大多角骨常与头状骨远侧半重叠,表现为一致密的长方形影

23. 关于手部组成骨描述正确的是

A. 手部由掌骨和指骨共同构成

B. 掌骨共 5 块,掌骨骨干皮质较厚,内有骨髓腔

C. 掌骨的近端呈方形,为掌骨头,与腕骨之间构成腕掌关节

D. 掌骨远端呈球形,为掌骨底,与指骨底构成掌指关节

E. 在第 1 掌骨远端的掌侧经常可见籽骨

24. 关于膝关节特点正确的是

A. 膝关节由股骨下端、胫骨上端和髌骨构成

B. 膝关节是人体最大、结构最复杂的关节

C. 内侧半月板较大,呈 O 形,前端窄后端宽

D. 外侧半月板较小,近似 C 形,外缘亦与关节囊相连

E. 股骨下端与胫骨上端相对应构成关节,关节间隙明显

25. 关于髌骨描述正确的是

A. 髌骨位于膝关节前方,略呈三角形,是人体内最大的籽骨

B. 髌骨背侧关节面与股骨髌关节面构成髌股关节

C. 正位片上,髌骨重叠于股骨下端的松质内,呈尖端向下的三角形致密影

D. 侧位片上,髌骨位于股骨髁的前方,呈不规整的四边形

E. 轴位片上,髌骨位于股骨两髁之上,呈方形,边缘清晰

26. 跟腱由哪些肌肉、肌腱汇合形成

    A. 比目鱼肌   B. 腓肠肌内侧头   C. 腓肠肌外侧头

    D. 腓骨长肌   E. 腓骨短肌

27. 附着于肱骨大结节的肌腱有

    A. 冈上肌腱   B. 冈下肌腱   C. 肩胛下肌腱

    D. 小圆肌腱   E. 大圆肌腱

28. 位于肘关节桡侧的结构有

    A. 桡侧副韧带   B. 伸肌总腱   C. 环状韧带

    D. 尺侧副韧带   E. 屈肌总腱

29. 对于半月板的描述,哪些是正确的

    A. 属于纤维软骨

    B. 内侧半月板呈 C 形,外侧半月板较小似 O 形

    C. 在矢状和冠状断面图像上半月板呈三角形,外厚内薄

    D. 内侧半月板与内侧副韧带紧密相连

    E. 外侧半月板与外侧副韧带紧密相连

30. 下列描述正确的是

    A. 前交叉韧带起自髁间隆起的前方,向后止于股骨外侧髁内侧面

    B. 前交叉韧带起自髁间隆起的前方,向后止于股骨内侧髁内侧面

    C. 后交叉韧带起自髁间隆起后方,止于股骨内侧髁外侧面

    D. 后交叉韧带起自髁间隆起后方,止于股骨外侧髁内侧面

    E. 前、后交叉韧带分别起到防止胫骨过度前移、后移作用

31. 踝关节由哪些骨构成

    A. 胫骨   B. 腓骨   C. 距骨

    D. 跟骨   E. 足舟骨

32. 下列描述正确的是

    A. 外踝下缘较内踝下缘位置低

    B. 大隐静脉走行于内踝内侧缘

    C. 小隐静脉走行于外踝后缘

    D. 跟腱是人体最粗大的肌腱,终止于跟骨结节

    E. 踝关节内侧缘有三角韧带加固

33. 腕管内有哪些结构构成

    A. 4 条指深屈肌腱   B. 4 条指浅屈肌腱   C. 尺神经

    D. 正中神经   E. 1 条拇长屈肌腱

三、名词解释

1. 椎间孔

2. 侧隐窝

3. 椎弓峡

4. 关节突关节

5. 钩椎关节

6. 骨龄

7. 耻颈线

8. 髂颈线

9. 肱骨外科颈

10. 肩胛骨喙突

11. 肩袖

12. 腕管

13. 髌上囊

14. 髌下脂肪垫

四、简答题

1. 简述颈椎斜位与腰椎斜位观察要点的区别。

2. 简述腰椎正侧位的观察要点。

3. 简述椎间盘各部结构特点。

4. 简述侧隐窝的位置及临床意义。

5. 试述脊柱正中矢状层面的结构特点。

6. 简述腰椎椎弓根横断层的主要结构及毗邻关系。

7. 简述组成椎管的结构有哪些?

8. 脊柱的韧带有几条? 主要韧带为哪 3 条? 叙述其走行及位置。

9. 简述腕关节各组成骨特点。

10. 简述半月板的特点。

11. 简述锁骨下动脉的特点。

12. 简述股动脉的特点。

13. 简述脊柱变异的特点。

14. 简述四肢骨变异的特点。

15. 简述桡腕关节的组成、结构特点。

16. 简述膝关节的组成、结构特点。

17. 简述足骨的构成及跗骨的排列。

18. 试述肩关节肩袖的组成(肌腱的附着点)及肩关节解剖学特点。

19. 简述膝关节前、后交叉韧带形态、走行,以及在 MRI 矢状面和冠状面的特点。

20. 简述膝关节半月板在 MRI 矢状面和冠状面形态与信号特点。

五、案例分析题

1. 患者,男,55 岁,工人。右侧腰部酸痛半年,最近 2 周疼痛从右侧臀部向右下肢发展。第 4~5 腰椎间隙压痛,直腿抬高试验 25°。

请分析:若患者要求进行 DR 检查,该患者应进行哪些检查? 可能有哪些影像表现?

2. 患者,男,46岁,农民。左侧腰部酸痛半年,最近2周疼痛从左侧臀部向左下肢发展。临床医生考虑是可能由于椎间盘突出导致神经根受压所致。

请分析:

(1) 为明确诊断,该患者可做哪些医学影像检查?

(2) 椎间盘最容易向哪个方向突出? 为什么?

3. 患者,男,54岁,酗酒20多年。左侧髋关节痛1年,近期加重。临床医生诊断:股骨头缺血坏死可能性大。建议:手术治疗。

请分析:该患者术前需做哪些医学影像检查? 为什么?

4. 患者,男,25岁。车祸外伤,右下肢骨折就诊。临床考虑:胫腓骨骨折。

请分析:需要考虑做哪些检查? 为什么?

5. 患者,男,13岁。右下肢疼痛3个月。临床诊断:骨肉瘤。

请分析:骨肉瘤患者哪种影像检查手段更合适? 为什么?

6. 患者,男,58岁。外伤后右肩疼痛1周余,近2d加重,伴上臂上抬受限。临床考虑:冈上肌腱损伤。

请分析:

(1) 为明确诊断,该患者适宜做哪类医学影像检查? 最适宜选择哪些断层观察?

(2) 冈上肌腱是肩袖中最常见的损伤部位,试述冈上肌腱走行及解剖学特点。

(陈地龙 林志艳 马芳芳 邬山 周山)

第一章 总 论

一、选择题

(一) A 型选择题

1. E 2. E 3. C 4. A 5. B 6. C 7. D 8. D 9. C 10. B
11. A 12. B 13. E 14. A 15. B 16. B 17. D 18. A 19. E 20. A

(二) X 型选择题

1. AB 2. CE 3. BD 4. BD 5. AD 6. ABCDE 7. BCDE
8. ABCD 9. BCDE 10. ABCD 11. ABCDE 12. ABE 13. ABCD 14. ABC
15. ABCDE 16. ABCDE 17. ABCDE

二、名词解释

1. 造影剂:是为了增加影像观察效果而注入(或服用)到人体组织或器官内的药物或物质。这类药物或物质按其密度分为高、低或等密度造影剂,进入人体后可形成与某些器官或组织的对比图像。

2. 部分容积效应:在同一扫描层面内含有两种以上不同密度横向走行而又互相重叠的物质时,则所测得的 CT 值不能如实反映其中任何一种物质的 CT 值,这种现象即为部分容积效应,或称部分容积现象。

3. 密度分辨率:又称低对比分辨率,指某一物体与其周围介质的 X 射线吸收差异较小时,CT 装置对该物体的密度微小差别的识别能力。其常用百分数表示。

4. MIP:最大密度投影法,MIP 是通过计算机处理,从不同方向对被观察的容积数据进行数学线束透视投影,仅将每一线束所遇密度值高于所选阈值的体素或密度最高的体素投影在与线束垂直的平面上,并可从任意投影方向进行观察。

5. 饱和现象:指在 RF 作用下低能态的核吸收能量后向高能态跃迁,如果高能态的核不及时回到低能态,低能态的核减少,系统对 RF 能量的吸收减少或完全不吸收,从而导致磁共振信号减小或消失的现象。

6. 超声波:是一种高频率的机械波,属于声波的一种,其振动频率超过人耳听觉上限阈值(20 000Hz)而产生人耳听不到的声波即为超声波。

三、简答题

1. 答:乳腺摄影采用的是适于软组织摄影的低能量、软射线。

2. 答:DSA 是血管内和非血管介入治疗的主要影像工具,它具有诊断、导向、定位以及影像记录、对比等多项功能。

3. 答:DR 具有影像清晰,密度分辨率高于透视的特点,而且可做影像记录,便于对比观察。

4. 答:图像重建算法是图像所采用的一种数学计算程序。CT 机内一般都装有不同的图像重建数学演算方法软件,常用的有标准演算法、软组织演算法和骨演算法。

(1)标准演算法:是最常用的图像重建算法,适用于大多数 CT 图像重建,使图像的空间分辨力和密度分辨力达到均衡,例如颅脑图像重建等。

(2)软组织演算法:适用于需要突出密度分辨力的软组织图像重建,例如腹部器官的图像重建。

(3)骨演算法:适用于需要突出空间分辨力的图像重建,例如骨质结构和内听道的图像重建。

5. 答:(1)CT 检查前的准备,检查前应详细了解患者情况,向患者说明 CT 检查的注意事项,嘱患者去除身体表面的高密度物品,争取患者在检查中尽量配合。

(2)CT 分辨力指 CT 图像对被检物体的分辨能力,包括空间分辨力、密度分辨力和时间分辨力,是评价 CT 性能和 CT 扫描图像质量的重要指标。

(3)噪声表现为均匀物体影像中各像素的 CT 值参差不齐,图像呈颗粒状,使密度分辨力下降。

(4)伪影指在扫描过程中由于设备或患者原因而产生的一些与被扫描组织结构无关的异常影像。

(5)部分容积效应和周围间隙现象。

(6)窗宽和窗位。

(7)图像重建算法。

6. 答:目前较为成熟和常用的后处理重组技术有多平面重组,曲面重组,多层面容积再现,表面遮盖显示,容积再现,CT 仿真内镜和血管探针技术。其中多平面重组和曲面重组属 2D 重组技术,其余均属 3D 重组技术。

7. 答:磁共振成像(magnetic resonanc imaging,MRI)是人体的氢质子在主磁场作用下磁化重新排序,外加射频脉冲,发生共振后引起能级跃迁,产生 MRI 图像的一种医学影像成像技术。

8. 答:MR 检查的优越性有:

(1)MRI 的软组织分辨率最高。

(2)可以不受体位影响,任意方向成像,全面显示被检查器官或组织的结构。

(3)无创伤、无辐射,对人体无害。

(4)成像参数多,包含信息量大。

(5)具有较高的空间分辨率。

MRI 检查的局限性有:

(1)设备和检查费较昂贵。

(2)扫描时间较长。

(3)不适于急、危重患者进行检查。

(4)有绝对和相对禁忌证,特定人群不能检查。

（5）氢质子含量少的组织结构不适用,例如钙化。

9. 答:超声波是由超声换能器即探头产生的,目前常用换能器就是由压电材料构成。压电材料的压电效应具有两种可逆的能量转换形式:由电能转换成声能的过程为逆压电效应,此过程产生超声波。由声能转换成电能的过程称为正压电效应,此过程产生交变电场。在临床工作中,利用逆压电效应产生超声波,利用正压电效应接收超声波。

10. 答:B 型超声工作原理为单条声束传播途径中遇到的各个界面所产生的一系列散射和反射回声,在显示器时间轴上以光点的辉度表达。即光点按回声的先后次序在显示器纵轴上自上而下排列,在得到一个方向上全部信号出来后,探头在检查体表上移动,得到光点在显示器上沿水平方向展开,构成二维的切面图像,在检查切面内以亮度的强弱显示组织回波信号的强弱,并采用多声束扫描法,将各扫描线组成二维灰度图像。

优点:B 型超声显示图像为二维断面图像,实时显示组织结构,形象直观,是目前常用的超声显示方法。

11. 答:(1)强回声表现为极亮的点状、条状或团块状回声,其与周围组织间有明显声阻抗差异而在界面产生强反射,其后方因声能衰减出现无回声区,称为声影,常见于结石、钙化、气体、金属、骨骼表面等。

（2）高回声表现为点状、片状、条状或团块状回声,后方无声影,常见于肾窦、纤维组织等。

（3）等回声表现为灰白点状回声,如正常肝实质。

（4）低回声表现为均匀细小灰白点状,如正常肾皮质。

（5）弱回声表现为细小灰黑点状回声,如正常淋巴、肾锥体等。

（6）无回声表现为黑色暗区,如胆汁、尿液、血液、羊水等。

四、案例分析题

1. 解析:X 线透视的影像质量不及 X 线照像,并且无影像记录,因此首选 X 线照像。用于首选筛查胸部疾病的有无,记录影像便于追踪复查。

2. 解析:该患者需做的医学影像检查,包括胸部 X 线片、HRCT。

原因:X 线检查为肺部常用检查方法,可发现病变并做出初步诊断。

HRCT 能直接显示支气管疾病的形状、密度及位置,为支气管疾病诊断的首选方法。HRCT 以超薄的层厚,通过高空间分辨率算法以及靶重建等技术,可以清晰显示支气管扩张的程度及其范围。

3. 解析:该患者首选做的医学影像检查为超声检查。

原因:胆囊结石影像学检查方法包括超声检查、X 线检查、CT 检查、MRI 检查;患者为孕妇,排除具有电离辐射的 X 线、CT 检查;超声检查具有安全、简便、可靠、无损伤、价格低廉等优点,适合于各种年龄和人群,可作为首选方法。

MRI 检查对胆道病变的诊断价值不如超声和 CT。胆囊在 T_1WI 上呈低于肝的信号强度,在 T_2WI 上其信号强度高于肝。肝内、外胆管在 T_1WI 上大多不显示;在 T_2WI 上显示为高信号。胆石质子密度低,信号弱,通常难以识别。

第二章 头 颈 部

一、读片填图题

1. ①蛛网膜颗粒压迹;②矢状缝;③人字缝;④冠状缝;⑤额窦;⑥颞骨岩部。

2. ①冠状缝;②前床突;③额窦;④颅外板;⑤板障;⑥颅内板;⑦垂体窝;⑧后床突;⑨人字缝。

3. ①额上回;②中央前回;③中央沟;④中央后回;⑤大脑镰;⑥中央旁小叶;⑦上矢状窦。

4. ①额上回;②额中回;③辐射冠;④顶下小叶;⑤顶上小叶;⑥大脑镰;⑦中央前回;⑧中央后回;⑨上矢状窦。

5. ①大脑镰;②上矢状窦;③额叶;④半卵圆中心;⑤顶叶。

6. ①胼胝体;②侧脑室中央部;③大脑镰;④上矢状窦;⑤额叶;⑥顶叶。

7. ①额骨;②枕骨;③冠状缝;④顶骨;⑤人字缝。

8. ①侧脑室中央部;②大脑镰;③上矢状窦;④额叶;⑤尾状核;⑥胼胝体压部;⑦顶叶。

9. ①尾状核头;②豆状核;③背侧丘脑;④胼胝体压部;⑤上矢状窦;⑥额叶;⑦侧脑室前角;⑧内囊;⑨第三脑室;⑩侧脑室三角区;⑪枕叶。

10. ①豆状核;②颞叶;③第三脑室;④枕叶;⑤额叶;⑥大脑外侧裂池;⑦内囊;⑧松果体;⑨直窦。

11. ①颞叶;②四叠体池;③小脑幕;④枕叶;⑤额叶;⑥大脑外侧裂池;⑦中脑;⑧小脑蚓。

12. ①颞叶;②中脑;③枕叶;④额叶;⑤鞍上池;⑥侧脑室下角;⑦环池;⑧小脑蚓。

13. ①颞叶;②桥池;③脑桥小脑角池;④小脑中脚;⑤筛窦;⑥垂体;⑦脑桥;⑧第四脑室;⑨小脑半球。

14. ①颞叶;②脑桥;③第四脑室;④小脑蚓;⑤筛窦;⑥蝶窦;⑦脑桥小脑角池;⑧小脑半球。

15. ①会厌前间隙;②舌会厌正中襞;③咽会厌皱襞;④颈内动脉;⑤颈内静脉;⑥舌骨体;⑦舌骨大角;⑧会厌谷;⑨下颌下腺;⑩梨状隐窝;⑪喉前庭;⑫胸锁乳突肌。

16. ①会厌前间隙;②杓会厌皱襞;③颈内动脉;④颈内静脉;⑤甲状软骨切迹;⑥喉旁间隙;⑦甲状软骨;⑧梨状隐窝;⑨喉前庭;⑩胸锁乳突肌。

17. ①声门裂;②甲状软骨;③声带;④杓状软骨;⑤环状软骨;⑥前联合;⑦喉室;⑧梨状隐窝;⑨后联合。

18. ①甲状腺峡部;②颈内静脉;③颈总动脉;④颈长肌;⑤气管;⑥甲状腺侧叶;⑦食管。

19. ①下颌骨;②下颌下腺;③第3颈椎;④脊髓;⑤下颌舌骨肌;⑥颈总动脉;⑦颈内静脉;⑧会厌。

20. ①鼻咽;②口咽;③喉;④环状软骨;⑤甲状腺;⑥脊髓;⑦后纵韧带。

21. ①左颞浅动脉;②右颈动脉窦;③左颈内动脉;④左颈外动脉;⑤左椎动脉;⑥左颈总动脉。

二、选择题

(一) A 型选择题

1. C	2. B	3. C	4. B	5. A	6. B	7. B	8. A	9. C	10. E
11. E	12. B	13. C	14. B	15. A	16. A	17. B	18. B	19. B	20. C
21. B	22. D	23. D	24. C	25. C	26. C	27. B	28. E	29. C	30. D
31. E	32. D	33. C	34. D	35. C	36. D	37. A	38. A	39. E	

(二) X 型选择题

1. ABCE	2. ACDE	3. ABCD	4. ABCD	5. BCDE	6. ABCE	7. ABCD
8. ABCD	9. ACDE	10. CDE	11. ACD	12. ABCD	13. ABC	14. ABD
15. ACE	16. BCDE	17. ACE				

三、名词解释

1. 听眦线:眼外眦与外耳门中点的连线,颅脑横断层多以此线为基线,是临床影像头部的轴位扫描基线。

2. 半卵圆中心:在横断层面上,大脑半球内呈半卵圆形的白质区,主要由胼胝体的辐射纤维和经内囊的投射纤维等组成。

3. 第五脑室:又称为透明隔腔,位于两侧透明隔之间的腔隙,是脑发育上的变异。

4. 脑池:由蛛网膜下腔在脑的沟、裂等处扩大而形成。各部之间无明显界限,彼此交通,其形状及大小在临床影像诊断上具有重要意义。

5. 鞍上池:位于蝶鞍上方,是交叉池、脚间池或桥池在轴位扫描时的共同显影。

6. 内囊:位于尾状核、背侧丘脑与豆状核之间的宽阔白质板,自前向后分为内囊前肢、膝和后肢三部分,内有投射纤维通过。

7. 辐射冠:大部分投射纤维呈辐射状投射至大脑皮质,此部分投射纤维在矢、冠状层面上所形成的宽阔白质区。

8. 喉前庭:位于喉口至前庭裂平面之间,呈上宽下窄状,在其前壁中部相当于会厌软骨柄附着处的上方,有一呈结节状的隆起为会厌结节。

9. 声门下区:指声门区以下至环状软骨下缘平面以上的内腔,为弹性圆锥和环状软骨共同围成的上窄下宽呈圆锥形的结构。

10. 声门旁间隙:又称为喉旁间隙,包绕于喉室和喉小囊之外,其前方及两侧为甲状软骨,内侧是方形膜和弹性圆锥,后方为梨状隐窝的前面。其前内侧借方形膜与会厌前间隙相邻,向后深入至杓状会厌襞,并与梨状隐窝相邻;两侧声门旁间隙经喉后部相通。

11. 会厌前间隙:位于甲状舌骨膜与会厌之间,呈楔形,其上方为舌骨会厌韧带,外侧是方形膜;间隙内充填有脂肪组织。

12. Willis 环:又称基底动脉环,由前交通动脉、两侧大脑前动脉起始部、两侧颈内动脉、两侧后交通动脉及两侧的大脑后动脉起始部构成。

四、简答题

1. 答:(1)听眦线,即眼外眦与外耳门中点的连线,颅脑部轴位扫描多以此线为基线。

(2) 听眦下线,即眶下缘中点与外耳门中点的连线,是头部横断层标本制作的常用基线。

(3) 听眦上线,即眶上缘中点与外耳门中点的连线,经该线的轴位成像与颅底平面相一致,有利于显示颅后窝的结构和减少颅骨伪影。

2. 答:(1)帆间池的层面较高,而第三脑室顶部的层面稍低。

(2) 帆间池后界是胼胝体压部,而第三脑室顶部的后界是松果体。

(3) 帆间池在轴位扫描上呈尖伸向前的三角形,不与侧脑室前角相连,而第三脑室为正中矢状位的狭长裂隙,向前可延伸至侧脑室前角。

3. 答:(1)在经窦汇以上的轴位层面上,小脑幕与大脑镰后端连成 Y 字形,由于大脑镰与小脑幕的连接处是自前上斜向后下,因此当轴位层面偏高时小脑幕较少,而大脑镰较多,两者连接成长 Y 字形;当轴位层面偏低时则呈宽 Y 字形。

(2) 在经窦汇的轴位层面上,大脑镰已消失,小脑幕直接与后方的窦汇相连接成 V 字形。V字形和 Y 字形杯口内的脑实质为幕下结构,主要是小脑上蚓;杯口之外是幕上结构,主要为端脑枕叶。

（3）在经窦汇以下的轴位层面上，小脑幕呈 M（双峰）字形，随层面下移则呈八字形。双峰形好似一对并列的山峰，两峰之间的脑组织为幕下结构，两峰以外为幕上结构。八字形以前的脑组织为幕上的端脑枕叶，八字形以后的结构是幕下的小脑。

4. 答：在 CT 影像上，颅骨呈高密度影，其内的含气空腔如上颌窦、蝶窦呈低密度影；脑实质的脑髓质密度略低于脑皮质，基底核的密度类似于脑皮质并略高于邻近的内囊，增强扫描中的脑实质可轻度强化，脑皮质较脑髓质稍明显；脑室和脑池内的脑脊液呈水样低密度影；松果体和钙化的脉络丛等非病理性钙化呈高密度影，出现率较 X 线平片高。

5. 答：在 MRI 影像上，脑髓质信号在 T_1WI 上稍高于脑皮质，在 T_2WI 上则稍低；脑脊液 T_1WI 呈低信号、T_2WI 呈高信号；脂肪组织在 T_1WI 和 T_2WI 上均呈高信号；脑神经呈等信号，以 T_1WI 显示最佳；骨皮质、钙化灶和硬脑膜在 T_1WI、T_2WI 上均呈低信号，乳突小房和鼻窦等均呈无信号或低信号；流动的血液因其流空效应则在 T_1WI 和 T_2WI 上均呈低信号，血流缓慢或异常时则信号增高且不均匀；增强后 MRI 的脑实质信号略有增高，脑皮质较脑髓质略明显。

6. 答：以半卵圆中心为轴位扫描时大脑半球内呈半卵圆形的白质区，主要由胼胝体的辐射纤维和经内囊的投射纤维等组成。因半卵圆中心的纤维主要是有髓纤维，故在 CT 图像上呈低密度影，MRI 图像 T_1WI 上呈高信号影。

7. 答：鞍上池居蝶鞍上方，是交叉池、脚间池或桥池在轴位扫描时的共同显影。由于体位和扫描基线不同，CT 图像上可呈六角形、五角形或四角形等。

（1）六角形鞍上池由交叉池和脚间池组成，前角伸向两侧额叶之间，并延续为大脑纵裂池；前外侧角伸向额叶与颞叶之间，延续为大脑外侧窝池；后外侧角伸向大脑与中脑之间，延续为环池；后角是脚间池。鞍上池的前界是额叶直回，后界是大脑脚底，两侧界为海马旁回钩，池内主要有视交叉、视束、颈内动脉、漏斗或垂体柄、乳头体、动眼神经和大脑后动脉水平段等。

（2）五角形鞍上池由交叉池和桥池组成，后方是脑桥基底部，池内有视交叉、颈内动脉、垂体柄、鞍背和基底动脉末端等。

（3）四角形鞍上池的扫描层面较高，由交叉池和脚间池组成，环池不显影，池内有视束、视交叉、漏斗和乳头体等。

8. 答：内囊位于尾状核、背侧丘脑与豆状核之间，横断层面上的两侧内囊呈尖向内侧的"><"形。内囊自前向后分为内囊前肢、内囊膝和内囊后肢三部分，各部均有重要的投射纤维通过。内囊后肢血管栓塞或出血时可导致对侧偏身感觉丧失（损伤丘脑中央辐射）、对侧偏瘫（损伤皮质脊髓束）和偏盲（损伤视辐射），即"三偏"综合征。

9. 答：颈部以下颌体下缘、下颌角、乳突尖、上项线和枕外隆凸的连线与头部相分界，以颈静脉切迹、胸锁关节、锁骨上缘和肩峰至第 7 颈椎棘突的连线与胸部、上肢相分界；以甲状软骨上缘和第 4 颈椎体下缘分为上、下颈部。两侧斜方肌前缘和脊柱颈段前方的部分为固有颈部，斜方肌覆盖的深部与脊柱颈段之间的部分为项部。固有颈部又以胸锁乳突肌前、后缘分为颈前区、胸锁乳突肌区和颈外侧区。

10. 答：喉腔向上经喉口与喉咽相通，向下连通气管。喉口朝向后上方，由会厌上缘、杓状会厌襞和杓间切迹围成。喉腔的分区：喉腔被上、下两对自喉侧壁突入腔内的前庭襞和声襞分为三部分，即喉前庭、喉中间腔和声门下腔。

喉前庭位于喉口至前庭裂平面之间，呈上宽下窄状，在其前壁中部相当于会厌软骨柄附着处的上方，有一呈结节状的隆起为会厌结节；喉中间腔位于前庭裂平面与声门裂平面之间，向两侧延伸至前庭襞与声襞之间的梭形隐窝为喉室；声门下腔位于声门裂平面至环状软骨下缘平面之间，略呈上窄下宽的圆锥状。

11. 答:甲状腺两侧叶位于喉下部和气管上部的两侧,上极平甲状软骨中点,下极至第6气管软骨。有的侧叶下级可伸至胸骨柄后方,称胸骨后甲状腺。甲状腺峡位于第2~4气管软骨前方。

甲状腺的前面由浅入深依次为皮肤、颈浅筋膜、颈筋膜浅层、舌骨下肌群和气管前筋膜;两侧叶的后内侧紧邻喉与气管、咽与食管,后外侧与颈动脉鞘及其内容和颈交感干相邻。

12. 答:左锁骨下动脉直接起自主动脉弓,右锁骨下动脉发自头臂干。锁骨下动脉从胸锁关节后方斜向外至颈根部,呈弓状经胸膜顶前方,穿斜角肌间隙,至第1肋外缘处延续为腋动脉。

锁骨下动脉的主要分支有:①椎动脉,营养脑和脊髓。②胸廓内动脉,分支分布于胸前壁、心包、膈、乳房和腹直肌等。③甲状颈干,其分支有甲状腺下动脉,分布于甲状腺、咽、食管、喉和气管;肩胛上动脉,分布于冈上、下肌。此外,还发出肋颈干至颈深肌和第1~2肋间隙,肩胛背动脉至背部。

13. 答:进入颅腔的动脉有颈内动脉、椎动脉和脑膜中动脉。颈内动脉起自颈总动脉,经颈动脉管入颅腔,营养脑和视器。椎动脉起自锁骨下动脉,经枕骨大孔入颅腔,营养脑和脊髓。脑膜中动脉起自上颌动脉,经棘孔入颅腔,营养硬脑膜。

14. 答:优点:包括显示血管更可靠,显示血管狭窄更真实,一次增强扫描可以显示动脉及静脉,不容易遗漏动脉瘤病变。

缺点:包括需要对比剂,不能提供血流动力学分析。

五、案例分析题

1. 解析:该患者术可做的医学影像检查有 CT 和核磁。

原因:CT 和 MRI 都能很好显示颅脑结构。

颅脑基底核区发病率较高,CT 检查时间短,多用于急诊检查,鉴别脑梗死和脑出血。MRI 检查 DWI 序列对于超急性脑梗死检出率较 CT 好。

2. 解析:患者多年高血压、糖尿病病史,突发右侧肢体乏力,肌张力减低,伴感觉迟钝 2h。首先要考虑到是否左侧基底核区发生脑血管意外,即脑出血、脑梗死。如果发生脑出血,CT 和 MRI 均能够清楚显示血肿的大小、范围,但因为 MRI 检查时间较长,急诊患者配合难度较大,建议首先选择 CT 检查。而对于脑梗死而言,因为早期细胞水肿不明显,缺血区与正常脑组织之间密度差异不大,CT 检查可能存在假阴性。MRI 对于早期脑梗死的诊断具有明显的优势。如果患者能够配合,首选 MRI 检查对于明确诊断具有重要的价值。

3. 解析:该患者术可做的医学影像检查有 CT 和核磁。

原因:CT 和 MRI 都能很好显示颈部结构。

甲状腺在 CT 上显示较高密度,容易发现疾病。MRI 检查对于软组织病变检出率较 CT 好,比如淋巴结肿大。

4. 解析:该患者颈部 MRI 平扫以矢状面为主,扫描 T_2WI、fs-T_2WI 和 T_1WI 等序列,辅以轴位 T_2WI 和 T_1WI、冠状面 fs-T_2WI(STIR 或水脂分离)。

原因:该患者需观察脊髓情况。矢状面扫描能清晰观察椎体、前纵韧带、后纵韧带、椎间盘、脊髓及硬膜囊、蛛网膜下腔等情况,还可观察黄韧带情况。冠状面 fs-T_2WI 有利于分析病变位置。可以观察病灶与脊髓关系,是髓外硬膜内、脊髓还是硬膜外病变。轴位能补充病变和周围组织之间的关系,例如神经根有无受累,神经孔有没有扩大等。

5. 解析:该患者须做的医学影像检查包括头颈部 MRA。

原因:该患者头晕,头部 MRI 检查无器质性病变,需考试是否血管源性疾病。做头颈部 MRA 明确血管有无狭窄、血栓、动静脉畸形等。

第三章 胸 部

一、读片填图题

1. ①右锁骨上皮肤皱褶;②第 4 后肋;③肩胛骨;④上腔静脉;⑤右下肺动脉干;⑥右心房;⑦右心膈角;⑧右肋膈角;⑨胸锁乳突肌;⑩左侧锁骨;⑪气管;⑫主动脉结;⑬左肺门;⑭左侧乳房;⑮左心室;⑯胸椎。

2. ①升主动脉;②肺动脉;③右心室;④左心室;⑤主动脉弓;⑥主-肺动脉窗;⑦降主动脉;⑧左心房。

3. ①皮肤;②皮下脂肪;③乳房悬韧带;④腺体组织;⑤乳晕;⑥乳头;⑦腺体间脂肪。

4. ①右肺上叶前段;②中间段支气管;③右肺背段;④左肺前段;⑤左肺上叶支气管;⑥左主支气管;⑦左肺背段。

5. ①右肺上叶尖段;②气管;③左肺上叶尖后段。

6. ①右心室;②下腔静脉;③室间隔;④左心室;⑤食管;⑥降主动脉。

7. ①右心室;②冠状动脉;③下腔静脉;④室间隔;⑤左心室下壁;⑥降主动脉。

8. ①升主动脉;②房间隔;③奇静脉;④室间隔;⑤二尖瓣;⑥降主动脉。

9. ①胸廓内动脉;②上腔静脉;③奇静脉;④主肺动脉;⑤左肺动脉;⑥降主动脉。

10. ①气管;②胸腺;③升主动脉;④右心室;⑤肝脏;⑥右肺;⑦主动脉弓;⑧右肺动脉;⑨左心房;⑩降主动脉。

11. ①甲状腺;②前室间沟;③右心室;④心包脂肪;⑤皮下脂肪;⑥右心室肌;⑦冠状动脉;⑧胰腺。

12. ①右侧椎动脉;②右侧颈总动脉;③右侧锁骨下动脉;④头臂干(头臂动脉);⑤主动脉弓;⑥升主动脉;⑦左侧椎动脉;⑧左侧颈总动脉;⑨左侧锁骨下动脉;⑩胸主动脉。

13. ①左冠状动脉主干;②前降支;③右室前支;④旋支;⑤钝缘支;⑥左缘支;⑦对角支。

14. ①动脉圆锥支;②窦房结支;③缘支;④室间隔支;⑤导丝;⑥右冠状动脉;⑦左室后支。

15. ①右心室;②左心室;③室间隔;④二尖瓣;⑤主动脉瓣。

16. ①左心室;②左心房;③右心室;④右心房;⑤室间隔;⑥房间隔。

17. ①皮肤;②皮下脂肪;③乳腺腺体;④胸大肌。

二、选择题

(一) A 型选择题

1. D	2. D	3. C	4. A	5. D	6. A	7. C	8. D	9. A	10. A
11. C	12. B	13. D	14. D	15. B	16. D	17. E	18. A	19. D	20. B
21. E	22. A	23. B	24. C	25. E	26. D	27. D	28. C	29. D	30. C
31. C	32. B	33. C	34. B	35. A	36. E	37. D	38. A	39. D	40. E
41. C	42. C	43. D	44. C	45. B	46. A	47. D	48. A	49. B	50. C
51. A									

(二) X 型选择题

1. ACDE	2. BCDE	3. ABC	4. ABCD	5. BCDE	6. ACE
7. ABC	8. ABCD	9. BCDE	10. ABCD	11. ABCDE	12. ABCDE
13. ABC	14. BCD	15. ABCD	16. ABC	17. ADE	18. BD
19. CD	20. ABCDE	21. ABCDE	22. ABCDE	23. ABCE	24. ABCD
25. ACDE					

三、名词解释

1. 肺门:指肺动脉、肺静脉、支气管、淋巴组织、神经及其周围的结缔组织在 X 线片上的综合投影,位于纵隔两边。

2. 肺纹理:自肺门向外呈放射分布的树枝状影,称肺纹理。肺纹理由肺动脉、肺静脉组成,其中主要是肺动脉分支,支气管、淋巴管及少量间质组织也参与肺纹理的形成。

3. 肺野:充满气体的两肺在 X 线胸片上表现为均匀一致透明的区域称为肺野。

4. 主动脉肺动脉窗:主动脉升部和主动脉胸部之间至纵隔左缘,在 CT 图像上呈一低密度空隙,放射学上称主动脉肺动脉窗。其范围指主动脉弓下缘和肺动脉权上缘之间 1～2cm 的小区域,其左外侧界为纵隔胸膜,内侧界为气管,前方为主动脉升部,后方为食管和主动脉胸部。此区含有动脉韧带、动脉韧带淋巴结和左喉返神经。

5. 血管前间隙:位于胸骨柄的后方、大血管的前方,两侧为纵隔胸膜围成的间隙,内有胸腺和低位甲状腺。

6. 气管前间隙:位于大血管和气管之间,向上经胸廓上口与颈部的气管前间隙相续连,向下达气管隆脊平面。此间隙在主动脉弓平面和主动脉肺动脉窗平面最大,间隙由主动脉弓、上腔静脉、奇静脉弓和气管围成,内有气管前淋巴结和心包上隐窝。

7. 支气管肺段:每个肺段支气管的分支与其所属的肺组织构成一个肺段(S),又称为支气管肺段。

8. 奇静脉食管隐窝:肺门区结构将肺内侧面分为纵隔部、肺门区和脊柱部三个部分,将肺与纵隔之间的胸膜腔分为前、后两部,后部深入食管与奇静脉之间形成奇静脉食管隐窝。

9. Cooper 韧带:乳房皮下脂肪层低回声内有散在的条索状或三角形的强回声细光带,斜行连于皮肤,为 Cooper 韧带。

四、简答题

1. 答:胸骨角是胸骨柄与胸骨体的连接处,向前凸。它是上、下纵隔的分界平面,两侧与第 2 肋骨前端连接,平对气管分叉处,左主支气管在此平面跨食管前方,形成食管的第二个狭窄,胸骨角平对主动脉弓的起止端,平对第 4 胸椎体下缘高度。

2. 答:(1)两侧肺野分别划分为上、中、下野和内、中、外带。肺野横向划分分别在第 2、4 肋骨前端下缘划一水平线,将肺野分为上、中、下三个野。肺野纵向划分分别将两侧肺野纵行分为三等份,从而分为内、中、外三个带。

(2)肺野透亮度与肺含气量、肺血流量、呼吸、胸壁软组织厚度等有关。肺含气量多、肺血流量少、深吸气、瘦弱者肺野透亮度高。

3. 答:后前位是心脏大血管的基本摄片体位,主要观察心与大血管影的左、右两缘。

心右缘分为上、下两段,上段主要为上腔静脉影,心右缘下段圆隆,主要由右心房右壁构成。心缘与膈之间的交角为心膈角,分为左、右两侧。右心膈角区有时可见下腔静脉影。

心左缘分为上、中、下三段。上段向外突起的部分为主动脉结。中段由主肺动脉干左缘构成,称为肺动脉段,此处向内凹入,称为心腰。下段由左心室构成,左心室缘向外下方延伸然后向内,转弯处为心尖部。

4. 答:(1)三分区法是在侧位胸片上,将纵隔纵向划分为前、中、后三部分。心包、升主动脉前缘、气管的前壁,其中气管的前壁为前、中纵隔的分界线,食管的前壁为中、后纵隔的分界线。

(2)九分区法是在三分法的基础上,以胸骨角至第4胸椎体下缘作连线分为上、中纵隔,自胸骨体下部及第4前肋部水平,经肺门下缘至第8胸椎下缘作一水平线作为中、下纵隔的分界线。

5. 答:主动脉肺动脉窗位于主动脉弓下方与左肺动脉上方之间高1~1.5cm右侧为食管和气管左侧为肺内有动脉韧带(或动脉导管)、左喉返神经和淋巴结等。主动脉肺动脉窗的右侧与气管前间隙连通左侧与血管前间隙相通;正常CT图像上不能见到淋巴结,有时可见条索状的动脉韧带穿过是临床上诊断动脉导管未闭的最佳层面。

6. 答:奇静脉弓向外侧撑开右纵隔胸膜形成纵隔胸膜返折,形成隐窝。其中,位于奇静脉弓下方的食管与奇静脉之间为奇静脉食管隐窝。右肺向该隐窝突入形成肺嵴奇静脉食管隐窝。奇静脉食管隐窝可越过中线至脊柱左侧,自左侧入路施行食管和胸导管手术时,易误伤奇静脉食管隐窝而导致右侧气胸。

7. 答:可见左、右心房及心室,要区分心腔、心壁需增强扫描,薄层扫描还可显示瓣膜。脊柱前方为左心房,左心房两侧为两侧下肺静脉,左心房左前为左心室,左心室与左心房之间薄层扫描时可显示二尖瓣。左心室右侧为右心室,二者之间为室间隔,右心室的右后方为右心房。右心房与左心房之间为房间隔,正常情况下室间隔和房间隔是完整的,只有在先天性心脏病时可以出现室间隔和房间隔缺损。

8. 答:右肺分10段,分别是上叶前段、尖段、后段,中叶内侧段、外侧段,下叶背段、前基底段、内基底段、后基底段、外基底段。

左肺分8段,分别是上叶前段、尖后段、上舌段、下舌段,下叶背段、前内基底段、后基底段、外基底段。

9. 答:肺裂是肺叶划分的标志,CT图像上双侧斜裂的上、下部显示为乏血管带,追踪CT图像上支气管及其伴行动脉的走行也是确定斜裂的可行的方法。在肺的横断位上,自上而下通过肺纵隔的标志性结构来识别斜裂,是一种简便可行的方法。

10. 答:上纵隔自前向后分为胸腺层、静脉层、动脉层、气管和食管层。胸腺层主要是胸腺或胸腺遗迹。静脉层主要有头臂静脉和上腔静脉,左右头臂静脉于右侧第一胸肋结合处汇合成上腔静脉,沿升主动脉和主动脉弓右前方垂直下行,动脉层内主要有主动脉弓及其三大分支、膈神经及迷走神经。气管层主要有气管及其周围淋巴结、气管支气管淋巴结。食管层主要有食管及位于左侧的胸导管,气管食管沟内的左喉返神经、胸交感干和纵隔后淋巴结等。

11. 答:(1)无电离辐射损伤。

(2)造影剂安全无毒,具有低过敏性。

(3)可提供多样化的权重和对比。

(4)不仅可以做形态学检查,还可以完成功能、代谢甚至分子领域的检查。

12. 答:主动脉是体循环的动脉主干,自左心室发出,先斜向右上,再弯曲向左后,沿脊柱左前方下行,穿膈主动脉裂孔入腹腔。主动脉在胸部走行包括升主动脉、主动脉弓及胸主动脉三部分。

13. 答:心脏的动脉分为左、右冠状动脉。

左冠状动脉起自主动脉左后窦,于肺动脉干和左心耳之间入冠状沟,分支为前室间支和旋支。前室间支沿前室间沟走行;旋支沿冠状沟行向左后,绕过左心缘至膈面,大多数止于心左缘与房室交点之间。

右冠状动脉起自主动脉右前窦,经右心耳与肺动脉干之间沿冠状沟斜向右下,绕心右缘至隔面,一般在房室交点附近分为后室间支和左室后支。后室间支沿后室间支下行与前室间支吻合;左室后支分布于左室后壁。

14. 答:左心室长轴切面可清晰显示右心室、左心室、室间隔、主动脉、主动脉瓣及二尖瓣等结构,并可观察各房室大小及形态,测量室间隔与左室后壁的厚度。乳头肌、腱索及其与二尖瓣的连接显示清楚。能清楚观察到心壁结构异常,如室间隔中断、主动脉骑跨,以及主动脉瓣、二尖瓣有无增厚、狭窄,活动是否正常等。

15. 答:正常乳腺超声图像由浅至深的层次结构为:

(1) 皮肤、乳头、乳晕:皮肤为均匀的强回声亮线,边缘光滑、整齐,2~3mm 厚,乳晕处稍厚,乳头呈边界清楚的外凸圆形结节。乳头和乳晕后方有条状无回声区,为输乳管窦和主乳管。

(2) 皮下脂肪层、Cooper 韧带:皮下脂肪层低回声,内有散在的条索状或三角形的强回声细光带,斜行连于皮肤,为 Cooper 韧带。

(3) 腺体组织、乳腺导管和乳腺血管:乳腺内腺叶呈斑点状中等强度回声,分布均匀,可见条索状、斑片状较高回声的纤维组织和低回声的脂肪组织;乳腺导管呈大小相似、排列不齐的圆形或卵圆形无回声区暗区;乳腺血管呈管状无回声区,彩色多普勒血流显像(CDF)可显示乳腺血流信号。

(4) 乳后结构:包括乳后脂肪、胸大肌及肋骨。乳后脂肪低回声,其后可见胸大肌呈均匀实质性的低回声,深层的肋骨呈强回声,后方有声影。

五、案例分析题

1. 解析:该患者肿瘤位于左肺中下野内中带,该片符合标准胸部 DR 正位片要求。

解析:肩胛骨在标准胸部 DR 正位片上,应投影于肺野之外,该片符合要求。若在投照时上肢内旋不够,肩胛骨的内侧缘与肺野的上外侧重叠,呈与胸壁平行的带状高密度影。

2. 解析:垂位心,见于瘦长体形,胸廓狭长,膈位置低,心影狭长,心膈接触面小,心纵轴与水平面的夹角大于 45°,心胸比率小于 0.5。

3. 解析:该患者需做的医学影像检查包括胸部 CT、CTA,胸部 MRI。

原因:年轻患者,突发胸痛,既往无疾病史,考虑胸部疾病,胸部 CT 检查是否存在呼吸系统疾病,肺、支气管及纵隔情况。如无肺部疾病,应主要观察主动脉是否存在动脉瘤、动脉夹层等血管疾病。如果存在主动脉疾病,应行胸部 CTA 检查,确认夹层类型、开口位置;行胸部 MRI 检查,观察开口位置、切口长短等。

4. 解析:该患者需做的医学影像检查包括冠脉 CTA 和冠脉 DSA。

原因:该患者需依据冠脉狭窄程度来决定治疗方案,但准确判断冠脉狭窄程度很困难。冠脉CTA 高效、无创,但易受心率和呼吸频率影响,产生伪影的概率增多,图像清晰度和准确度不如DSA,细小冠脉分支不能充分显示,对冠脉血流的动态观察不如 DSA。冠脉 DSA 是诊断冠状动脉病变的金标准,而且可以在检查的同时对适合的病变进行介入治疗。但 DSA 是有创检查,不能对斑块性质(钙化斑块、非钙化斑块、混合斑块)评估,这方面不如冠脉 CTA。因此仅仅进行冠脉CTA 检查,不进行冠脉 DSA 检查,很难准确评估冠脉狭窄程度,从而难以选择治疗方案(药物治疗、冠脉支架术、冠脉搭桥术);而仅仅进行冠脉 DSA 检查,不进行冠脉 CTA 检查,就不能对斑块性质(钙化斑块、非钙化斑块、混合斑块)评估,影响对斑块危险程度的判断。所以二者者缺一不可。

5. 解析:该患者首选做心脏超声检查。①心脏超声检查是无创,无电离辐射的影像检查方法,适用于各种人群。②可以实时动态观察心脏结构变化及功能的异常。③多普勒超声和彩色血流显像技术可检测心脏的血流特征,精确判定血流动力学变化情况。

6. 解析:该患者可做乳腺超声检查、乳腺 X 线钼靶检查。因为乳腺影像学检查包括超声、X 线钼靶、CT、MRI 等多种检查方法。但是 X 线钼靶摄影及超声检查是目前乳腺影像学检查的主要手段。

(1)超声检查具有无创伤、快捷、重复性强、经济等优点,其图像是灵活的多切面交叉扫描图像。高频探头探测可以清楚地显示皮肤、皮下组织、筋膜、腺体、胸部肌肉及肋骨,将病灶准确定位,且显示病灶形态不受致密型乳腺类型的限制,是青少年、妊娠期和哺乳期妇女乳腺检查的首选方法。但超声检查复查时难以获得准确的对比图像,对病灶的定性诊断往往不如有典型的数字乳腺钼靶准确。因此,超声仍具有一定的局限性。

(2)X 线钼靶摄影技术操作简单、方便、费用低,已成为乳腺疾病首选的影像学检查方法。它依靠病变与正常乳腺间的密度差,整体观察乳腺形态和病灶特点,能发现早期乳房肿块的病变。但易将炎性病变误诊为乳腺癌,且电离辐射是乳腺 X 线平片公认的局限性所在。

第四章 腹 盆 部

一、读片填图题

1. ①肋骨;②左肾;③腰大肌;④第四椎体;⑤髂骨;⑥骶髂关节。
2. ①十二指肠降部;②十二指肠升部;③十二指肠水平部;④十二指肠球部;⑤胃角切迹;⑥胃窦。
3. ①肾盂;②右肾;③第5腰椎体;④肾盏;⑤左侧输尿管;⑥膀胱。
4. ①子宫角;②输卵管壶腹部;③子宫腔;④输卵管间质部。
5. ①子宫;②卵巢;③直肠。
6. ①前列腺中央带;②前列腺外周带。
7. ①肝脏;②下腔静脉;③食管;④心脏;⑤左膈顶;⑥降主动脉。
8. ①肝左静脉;②肝中静脉;③肝右静脉;④肝左外叶上段SⅡ;⑤胃体;⑥腹主动脉。
9. ①肝圆韧带裂;②肝右前叶上段SⅧ;③肝右后叶上段SⅦ;④肝门静脉;⑤肝尾状叶SⅠ;⑥脾脏。
10. ①胆囊;②肝右前叶下段SⅤ;③肝右后叶下段SⅥ;④胃幽门;⑤胃体;⑥左膈脚。
11. ①结肠肝曲;②右肾上腺;③右肾上极;④胃窦;⑤十二指肠;⑥左肾上腺。
12. ①肠系膜上动、静脉;②下腔静脉;③肾周间隙;④胰体;⑤脾静脉;⑥胰尾。
13. ①结肠肝曲;②肝右后叶下角;③右肾;④横结肠;⑤胰头;⑥降结肠。
14. ①肠系膜上静脉;②胰头钩突;③右肾实质;④腹直肌;⑤空肠;⑥左肾门。
15. ①肝门静脉左支;②胆囊;③肝左外叶上段SⅡ;④胃底;⑤降结肠;⑥空肠。
16. ①肝门静脉;②肝右后叶下段SⅥ;③回肠;④肝圆韧带裂;⑤脾静脉;⑥腹外斜肌。
17. ①肾窦;②结肠肝曲;③腰大肌;④脾脏;⑤肾锥体;⑥肾皮质。

18. ①肝左内叶SⅣ;②肝门静脉;③肠系膜上动脉;④心后膈食管三角;⑤腹主动脉;⑥脊髓腔(马尾神经)。

19. ①左膈;②胃体;③横结肠;④脾脏;⑤左肾肾盂;⑥腰方肌。

20. ①右前叶上段;②结肠肝曲;③回肠;④后肋膈角;⑤肾周间隙;⑥骶髂关节。

21. ①输尿管腹段;②输尿管盆段;③输尿管壁内段;④肾盏;⑤肾盂;⑥膀胱。

二、选择题

(一)A型选择题

1. D	2. B	3. D	4. B	5. A	6. B	7. C	8. D	9. E	10. D
11. B	12. A	13. B	14. C	15. D	16. B	17. A	18. C	19. C	20. E
21. C	22. A	23. C	24. C	25. D	26. A	27. D	28. E	29. E	30. A
31. B	32. A	33. A	34. E	35. B	36. C	37. C	38. E	39. C	40. C
41. C	42. B	43. A	44. D	45. B	46. E	47. E			

(二)X型选择题

1. ABCE	2. ABCDE	3. ABDE	4. ABCDE	5. ABCDE	6. ACDE
7. ABCE	8. ACDE	9. ABCDE	10. ABCDE	11. ACD	12. ABCD
13. ACDE	14. ACE	15. BE	16. ACD	17. ABCD	18. ACDE
19. ACE	20. BE				

三、名词解释

1. 胁腹线:腹部前后位片上,在两侧胁腹壁的内侧,可见腹膜外脂肪影,上起第10肋骨下端,向下延伸到髂凹而逐渐消失,称胁腹线。

2. 胃小沟:胃的气钡双重造影显示连续的边缘光滑、柔软的胃轮廓线,密度一致无明显的增厚与变窄,在气钡双重对比下显示黏膜皱襞的细微结构即胃小区、胃小沟。由于钡剂涂布在胃小区周围显示浅细的为小沟系网眼状,称之为胃小沟。正常的为小沟粗细一致,宽约1mm以下,轮廓较光整,密度淡而均匀。

3. 十二指肠上部:又称十二指肠球部(duodenal bulb),是溃疡好发的部位。十二指肠上部特点是位置表浅,腔大壁薄,被胆道系统如"7"字形前后夹持。充盈造影剂呈等腰三角形或圆顶状,双对比造影时球部腔壁线呈纤细的白线,黏膜面呈磨玻璃状,穹隆角圆钝。

4. IVP:排泄性尿路造影,也称为静脉肾分泌性造影。利用有机碘造影剂经肾小球滤过随尿液排泄进入肾集合系统,使肾盂、肾盏、输尿管、膀胱和部分尿道显影,它可以动态观察泌尿系统显影过程,能全程显示泌尿系统各解剖结构的内腔形态,还可以检查双肾的排泄功能。

5. 膀胱三角区:膀胱位于骨盆下部前方,膀胱分底部,顶部及体部,体部包括前后壁和左右臂;底部有两侧输尿管开口及膀胱颈组成的三角部分,称膀胱三角区。

6. 精囊角:两侧精囊于中线部汇合,精囊前缘与膀胱厚壁之间为尖端向内的锐角形低密度脂肪间隙,称为精囊角。

7. 联合带:T_2WI上,宫体中间薄的低信号带,称为联合带,为子宫肌内层。

8. Glisson系统:肝门静脉、肝固有动脉和肝管在肝内的分(属)支走行基本一致,被血管周围的结缔组织囊即Glisson囊所包裹,似树枝状分布于肝内,此即Glisson系统。

9. 第一肝门:在肝脏的脏面,H形的沟,是门静脉、肝胆管、肝动脉出入肝脏的位置,称为第一肝门。

10. 肾门:肾内侧缘中部的凹陷部位,是血管、神经出入肾脏的部位。

11. 胆总管:胆囊管与肝总管汇接部至十二指肠乳头称胆总管,分为十二指肠上段、十二指肠后段、胰腺段和十二指肠壁内段四段,十二指肠上段胆总管直径在 10mm 以内,超过 12mm 时,为胆总管扩张。

12. 副脾:指正常脾以外存在的、与主脾结构相似,有一定功能的脾组织,发生率超过 10% ~ 30%。副脾多位于脾门附近,约 1/4 位于脾蒂血管及胰尾周围。

13. 肝段:根据肝门静脉及其分支所分布的肝组织和肝静脉的分布范围,将肝脏分为八段,门静脉分支分布于肝段内,而肝静脉位于肝段间。

14. CTU:CT 尿路造影检查(CTU),对比剂充填肾盂、肾盏、输尿管及膀胱,通过多层螺旋 CT 扫描分时段进行快速容积数据采集,在经过图像重组和后处理,最后获得上述结构整体的动态三维铸型形态。

15. 结肠袋:指在大肠(除直肠、肛管和阑尾),由横沟隔开向外膨出的囊状突起。此现象系因结肠带短于结肠而造成,结肠袋是识别大肠和小肠的重要结构之一。

四、简答题

1. 答:(1)摄影目的:主要用于怀疑有气腹或消化道穿孔的患者,观察游离气体。

(2)摄影体位:被检查者面向 X 线管,正中矢状面与探测器的中线重叠,背部紧贴摄影架,双上肢抱住头部。

(3)中心线:对准剑突与脐部的连线中点垂直射入,平静呼吸下屏气曝光。

(4)标准片显示:两侧膈肌、腹壁软组织及骨盆腔对称显示,椎体棘突位于照片正中;膈肌边缘锐利,胃部可能出现液平面;肾影、腰大肌、腹膜外脂线及骨盆显示清晰。

2. 答:十二指肠呈 C 形,称为十二指肠曲,内侧包绕胰头,上连于幽门,下接于空肠,是胃、肝胆、胰腺与空肠间的通道。它共分为四部,各部均有独特的邻接关系。

(1)十二指肠上部,又称十二指肠球部(duodenal bulb),是溃疡好发的部位。十二指肠上部特点是位置表浅,腔大壁薄,被胆道系统如"7"字形前后夹持。

(2)十二指肠降部,续于十二指肠上部,位于第 1~3 腰椎右侧。十二指肠降部特点是位置最深。

(3)十二指肠水平部,起自降部下端,在第 3 腰椎右侧急转向左,走行水平,十二指肠水平部特点是被肠系膜上动脉与腹主动脉以 A 字形锐角夹持,即前方为肠系膜上动脉,后方为腹主动脉和下腔静脉、右侧为输尿管;上方有左肾静脉、胰头和胰颈;下方为右侧系膜窦。此段也是十二指肠中最长的一段。

(4)十二指肠升部,水平部末端向左上方移行而成,续于空肠,转折处为十二指肠空肠曲,特点是有十二指肠悬韧带悬吊,是确定空肠起始部的标志,也是最短的一段,位于第 2 腰椎左侧。

3. 答:(1)适应证:①肾、输尿管疾患,如结核、肿瘤、畸形和积水。②证实尿路结石的部位,了解有无阴性结石。③原因不明的血尿和脓尿。④尿道狭窄不能插入导管或做膀胱镜检查者。⑤了解腹膜后包块与泌尿系统的关系。⑥用于肾血管性高血压的筛选检查。

(2)禁忌证:①碘过敏。②全身衰竭。③急性传染病或高热。④急性泌尿系炎症及严重血尿、肾绞痛。⑤妊娠期及产褥期。⑥骨髓性白血病有严重蛋白尿时。⑦脱水可能使过多的蛋白沉积在肾小管而导致梗阻。⑧严重的甲状腺功能亢进。

4. 答:两侧输卵管走行自然,未见明显增粗,盆腔内见造影剂云雾状涂抹。

5. 答:子宫体由三层组成。①子宫肌层,厚度为 1~3cm,T_1WI 上为较低信号,T_2WI 为中等信号影。②子宫内膜,厚度为 1~7mm,不超过 10mm。T_1WI 上表现为稍高信号,T_2WI 上表现为子宫中央的长条状均匀高信号。③联合带,是子宫肌层与内膜之间的一条状结构。T_2WI 上为低信号,厚度约 5mm。

6. 答:T_2WI 上自内向外前列腺各区因组织结构和含水量不同而可分辨。前列腺的外周带比中央带和移行带的腺体多、间质成分少,因腺体含水量多,所以移行带和中央带呈低信号,外周带为较高信号。周边可见低信号影,代表前列腺被膜。

7. 答:(1)在门静脉左支矢状部出现及其以上断面,左半肝分为Ⅳ、Ⅱ、Ⅲ段,左肝外叶分为左肝外上段(Ⅱ)和左肝外下段(Ⅲ)。同时出现左肝管内支和左肝管的合成。

(2)肝门静脉右支出现标志着右肝前后叶上段消失、下段出现,即以肝门静脉右支出现及以上层面,右半肝分为Ⅶ和Ⅷ,以下断面右半肝分为Ⅴ和Ⅵ。

8. 答:肝静脉走行于肝叶或肝段之间,是肝脏分叶、分段的重要标志。在第二肝门水平断面可见三支肝静脉汇入下腔静脉,肝左静脉将肝脏分为左外叶与左内叶,肝中间静脉将肝脏分为肝右前叶与左内叶,肝右静脉将肝脏分为右前叶与右后叶。

五、案例分析题

1. 解析:该患者可行上消化道 X 线造影检查。上消化道造影主要可以观察口腔、咽、食管、十二指肠等结构,利用钡剂和气体对观察器官形成对比,能观察空腔脏器的黏膜、轮廓和运动动态情况。对食管、胃肠道先天性、功能性和器质性疾病,仍以该检查为主。

2. 解析:患者可行静脉尿路造影(IVP)检查。静脉尿路造影是利用有机碘造影剂经肾小球滤过随尿液排泄进入肾集合系统,使肾盂、肾盏、输尿管、膀胱和部分尿道显影,它可以动态观察泌尿系统显影过程,能全程显示泌尿系统各解剖结构的内腔形态,还可以检查双肾的排泄功能。IVP 可以证实尿路结石的部位,同时了解肾、输尿管疾患,如结核、肿瘤、畸形和积水等。

3. 解析:结合患者临床病史,诊断考虑女性不孕症。HSG 针对的是女性不孕症患者,怀疑有输卵管阻塞者的首选检查。此外,HSG 还可以观察子宫腔形态,确定有无子宫畸形、子宫肌瘤和子宫腔粘连等宫腔状态。

4. 解析:患者为老年女性,绝经后阴道流血。而且触诊子宫稍大,临床症状和体征提示子宫占位的可能性。对于子宫占位性病变患者首选的医学影像检查方法为超声,方法简便易行,价格便宜,效果很好。但也可以进行 CT 或 MRI 检查,尽管 CT 对人体有放射线损伤、MRI 检查复杂而且价格贵,但两种检查观察盆部整体状况效果比较好。特别通过显示肿块密度、信号强度,能更有效地判断肿块内组织性质,对定位和定性诊断都大有益处。

5. 解析:结合病史和临床检查,患者首选考虑良性前列腺增生,首选检查方法可以经直肠超声(TRUS),为进一步除外前列腺癌还可以做 MRI+MRS。T_2WI 上可以区分前列腺的各个区,自内向外前列腺各区因组织结构和含水量不同而可分辨。前列腺的外周带比中央带和移行带的腺体多、间质成分少,因腺体含水量多,所以移行带和中央带呈低信号,外周带为较高信号。周边可见低信号影,代表前列腺被膜。

6. 解析:急腹症是临床常见症状。它指腹腔内、盆腔和腹膜后组织和脏器发生了急剧的病理变化,从而产生以腹部为主要症状和体征,同时伴有全身反应的临床综合征。影像检查是临床急腹症诊断的重要依据,综合运用不同影像检查方法实现诊断最优化需要掌握不同检查方法的适应证。

根据该患者临床变现和体征,应首选 B 超检查。筛查胆囊疾病,初步判断病变的性质和分型,重点排查器质性病变、穿孔、出血、感染等危重因素。为进一步明确是否合并有胆道结石、周围病变,为临床治疗提供诊断依据,必要时行 CT 检查。如患者合并有肝外胆管病变,必要时再行 MRCP 及 MRI 检查。

7. 解析:根据该患者的临床表现及辅助检查,初步考虑肝硬化伴脾大可能性大。鉴于该患者实验室检查提示胆红素与甲胎蛋白明显增高,为明确肝内病变情况、门脉高压、有无腹水、有无占位性病变、脾大的程度等情况,该患者可根据临床需要进行 CT、MRI 检查。

肝硬化时,由于肝实质病变导致肝内血管系统重构或破坏,肝动脉及其分支变细,走行迂曲,血流灌注受阻,导致源于腹腔干动脉的脾动脉供血明显增加;肝硬化还会导致肝门静脉回流受阻导致门脉高压,进而波及脾脏,导致脾脏的静脉回流出现障碍,脾内产生大量淤血,从而导致脾脏肿大和功能受损。

第五章 脊柱与四肢

一、读片填图题

1. ①舌骨;②横突;③气管;④棘突;⑤下关节突;⑥椎体;⑦上关节突。
2. ①椎体;②横突;③肋骨;④椎弓根;⑤棘突。
3. ①椎体;②横突;③椎弓根;④上关节突;⑤椎弓峡部;⑥下关节突。
4. ①枢椎齿突;②寰椎侧块;③枢椎体;④横突;⑤椎动脉;⑥颈 4/5 椎间盘。
5. ①寰枢关节;②寰椎前弓;③枢椎齿突;④颈 6/7 椎间盘;⑤第 7 颈椎棘突;⑥脊髓。
6. ①胸椎体;②椎弓根;③肋骨;④脊髓;⑤横突;⑥棘突。
7. ①椎间盘纤维环;②椎间盘髓核;③腰大肌;④上关节突;⑤下关节突;⑥黄韧带。
8. ①脊髓圆锥;②硬脊膜囊;③第 3 腰椎体;④腰 5/骶 1 椎间盘;⑤第 1 骶椎体;⑥第 4 腰椎棘突。
9. ①股骨干;②骺线;③关节间隙;④干骺端;⑤骨骺;⑥先期钙化带。
10. ①尺骨鹰嘴;②肱桡关节;③桡骨骨干;④尺骨鹰嘴窝;⑤尺桡关节;⑥月骨。
11. ①股骨外侧髁;②髌骨;③胫骨髁间隆突;④股骨内侧髁;⑤腓骨;⑥胫骨。
12. ①骶髂关节;②髋关节;③闭孔;④骶孔;⑤股骨头;⑥耻骨联合。
13. ①第 1 近节趾骨;②第一跖骨;③足舟骨;④跗趾关节;⑤第五跖骨体;⑥外侧楔骨。
14. ①肱骨头;②肩胛骨外侧缘;③锁骨;④肩胛冈;⑤肩关节盂;⑥肩胛骨下角。
15. ①旋前圆肌;②尺骨;③近侧桡尺关节;④肱骨头;⑤大结节;⑥后盂唇。
16. ①髂骨;②臀中肌;③股骨颈;④髋臼;⑤股骨大转子;⑥股骨头。
17. ①髂腰肌;②股骨大转子;③臀大肌;④股骨头;⑤髋臼;⑥闭孔内肌。
18. ①股骨内侧髁;②胫骨内侧髁;③内侧半月板前角;④关节软骨;⑤内侧半月板后角;⑥腓肠肌内侧头。
19. ①胫骨髁间隆起;②髌骨;③髌下脂肪垫;④前交叉韧带;⑤后交叉韧带;⑥髌韧带。
20. ①股骨内侧髁;②胫骨髁间隆起;③外侧半月板;④内侧半月板;⑤内侧副韧带;⑥前交叉韧带。
21. ①胫骨;②跟腱;③距骨;④跗骨窦;⑤后距跟关节;⑥足舟骨。

二、选择题

（一）A 型选择题

1. B	2. A	3. D	4. D	5. C	6. A	7. D	8. B	9. E	10. C
11. E	12. C	13. D	14. A	15. C	16. A	17. A	18. C	19. A	20. E
21. A	22. B	23. A	24. C	25. B	26. C	27. C	28. C	29. E	30. A
31. C	32. B	33. B	34. C	35. E	36. A	37. E	38. E	39. D	40. B
41. E	42. E	43. E	44. B	45. C	46. C	47. C	48. B	49. A	50. E
51. C	52. B	53. C	54. C	55. B	56. C	57. E	58. D	59. C	60. C
61. D	62. A	63. D	64. E	65. B	66. C	67. D	68. C	69. A	70. B
71. B	72. B	73. C	74. A	75. B	76. D	77. E	78. E	79. C	80. B
81. A	82. A	83. E	84. E						

（二）X 型选择题

1. ABCD	2. AC	3. BC	4. ACE	5. ABE	6. ABC
7. BC	8. AB	9. ABCDE	10. AB	11. ABCD	12. ABDE
13. ABDE	14. ABCDE	15. ACE	16. BCDE	17. ACD	18. ABE
19. ABCDE	20. ABCDE	21. ABE	22. ABCD	23. ABE	24. ABE
25. ABCD	26. ABC	27. ABD	28. ABC	29. ABCD	30. ACE
31. ABC	32. ABCDE	33. ABD			

三、名词解释

1. 椎间孔：由相邻椎骨的椎上、下切迹共同围成。其内主要有脊神经根、血管和脂肪组织填充其间。

2. 侧隐窝：侧隐窝位于椎管的外侧，腰骶段椎骨的侧隐窝较明显，是椎管的最狭窄处，也是腰神经根管上的一狭窄之处，狭窄后易压迫脊神经根。

3. 椎弓峡：椎弓峡部是上下关节突之间椎弓狭窄的部分，又称关节突间部。

4. 关节突关节：由相邻上、下关节突的关节面组成。关节突关节参与构成椎管和椎间孔的后壁，前方与脊髓和脊神经相邻，关节突关节的退变可压迫脊髓或脊神经根。

5. 钩椎关节：在第 3~7 颈椎体上缘两侧各有一向上隆起的椎体钩，在其上方椎体下缘两侧则有斜坡样的唇缘，两者间形成钩椎关节。

6. 骨龄：在骨的发育过程中，骨的原始骨化中心和继发骨化中心的出现时间、骨骺与干骺端骨性愈合的时间及其形态变化都有一定的规律性，这种规律以月或年表示即骨龄。

7. 耻颈线：正常情况下，股骨颈下缘与闭孔上缘之间所形成的曲线呈连续的弧形，此曲线称耻颈线（Shenton 线）。

8. 髂颈线：沿髂前下棘下方的髂骨外缘与至股骨颈外上缘的连线也呈连续的弧形，此线称髂颈线或上弧线。

9. 肱骨外科颈：肱骨上端与肱骨体交界处稍变细，称外科颈，此处易发生骨折。

10. 肩胛骨喙突：肩胛骨上缘短而薄，在近外侧角处向前外侧伸出指状突起称喙突。

11. 肩袖：冈上肌、冈下肌、肩胛下肌和小圆肌的肌腱相互连接成腱板，并与肩关节囊纤维交织而形成肌腱袖，又称肩袖，可增强肩关节的稳固性。

12. 腕管：由屈肌支持带和腕骨沟构成，内有指浅、深屈肌腱及屈肌总腱鞘、拇长屈肌腱及腱鞘和正中神经通过。

13. 髌上囊:位于股四头肌腱、髌骨与股骨下端之间,为膝关节腔内最大的滑膜隐窝。

14. 髌下脂肪垫:为充填于髌骨、股骨髁下方、胫骨髁上方和髌韧带之间的脂肪组织,并可向两侧延伸,超出髌骨外侧缘1cm左右。

四、简答题

1. 答:颈椎斜位主要显示椎间孔的形态和大小,呈纵向长卵圆形透光区。其大小在第2~5颈椎略小,一般长径约9mm,短径约5mm。腰椎斜位主要观察椎弓峡部及腰椎小关节突,正常椎弓峡部连续完整。

2. 答:腰椎正位显示椎体自上而下逐渐增大呈方形;椎弓根为纵向卵圆形环状致密影;上、下关节突形成椎间关节,其关节间隙表现为垂直透亮影;椎体两侧横突,第3腰椎横突最长,第4腰椎横突略上翘,棘突呈水滴状重叠于椎体中下部;腰大肌呈上内下外的八字形斜线,显示于腰椎两侧。腰椎侧位显示腰曲,椎间隙前宽后窄,其中腰4/5椎间隙最宽。椎体、椎弓、上下关节突、棘突等骨性结构密度均匀、形态规则、边缘光整。腰骶角一般不超过30°。

3. 答:(1)颈椎椎间盘较厚,其前缘高度为后缘的2~3倍,椎间盘的高度与相邻椎体的高度比约为1:3。

(2)胸椎椎间盘最薄,椎间盘与相邻椎体高度比约为1:5。

(3)腰椎椎间盘最厚,椎间盘与相邻椎体的高度比约为1:2,在矢状层面上,腰椎椎间盘向上、下膨出,其前、后端较大,稍内有一缩窄,犹如横置的花瓶。腰椎椎间盘的厚度自上而下逐渐增厚,且前缘高于后缘,后缘正常时平直或轻度后凸,与硬脊膜囊间有丰富的硬膜外脂肪。

4. 答:侧隐窝位于侧椎管内,是椎管的狭窄部位,其前壁为椎体的后外侧面,后壁由上关节突根部和关节突间部构成,外侧壁为椎弓根的内侧面,内侧以上关节突前内缘为界。腰骶段椎骨的侧隐窝较明显,尤其在第5腰椎和第1骶椎之间最明显,内有腰神经根经过。侧隐窝正常矢径为3~5mm,若小于3mm可视为狭窄,侧隐窝狭窄可引起神经根受压而致腰腿痛。

5. 答:脊柱前部由椎体、椎间盘、前纵韧带和后纵韧带构成。椎体呈方形,自第2颈椎到第3腰椎逐渐增大,在骶、尾椎迅速变小。椎间盘位于相邻椎体之间,不同区域的厚度不同,颈部较厚,中胸部最薄,腰部最厚。成人颈曲自寰椎至第2胸椎,前凸尖位于第4、5颈椎之间;胸曲自第2~11胸椎,其后凸尖位于第6~9胸椎;腰曲自第12胸椎至腰骶角,其前凸尖位于第3腰椎水平,骶曲自腰骶关节到尾骨尖。前、后纵韧带分别位于椎体和椎间盘的前、后方。脊柱后部由椎弓板及其连结的黄韧带、棘突及其连结的棘间韧带和棘上韧带构成。椎管内的脊髓位于硬脊膜囊内,上端平枕骨大孔处与延髓相连,末端变细,在第1腰椎体下缘(小儿平第3腰椎)处延续为终丝。脊髓的前、后方为含脑脊液的蛛网膜下腔,硬脊膜囊外为硬膜外隙,内有硬膜外脂肪等。

6. 答:椎管为完整性骨环,在第1、2腰椎平面呈椭圆形,横径大于或等于矢径,在第3、4腰椎平面多呈三角形,横径大于矢径,在第5腰椎平面呈三叶草形。腰段椎管的矢状径正常范围为15~25mm。硬脊膜囊位于椎管中央,脊髓位于硬脊膜囊内。腰椎的侧隐窝内有腰神经根通过,其正常矢径为3~5mm。腰椎体横断层呈肾形,椎弓根较短,位于椎体与椎弓峡部之间。横突自椎弓峡部突向后外侧,胸腰筋膜前层附着于横突尖端。其前方的内侧和外侧分别有腰大肌和腰方肌,棘突从椎弓板中线水平后伸。

7. 答:椎管前壁为椎体、椎间盘及后纵韧带;后壁为椎板及黄韧带;侧壁为椎弓根及其间的椎间孔;后外侧为椎间关节。

8. 答:脊柱有 7 条韧带包括前纵韧带、后纵韧带、棘上韧带、棘间韧带、黄韧带、关节囊韧带及横突间韧带等,其中以前纵韧带、后纵韧带及黄韧带较为重要。

前纵韧带:位于椎体的前面及前外侧面,发源于枕骨底部的前面,连接所有椎体的前面,其向下延伸到骶骨盆面上部。

后纵韧带:位于椎管内椎体的后面,后纵韧带起自枕骨底后面,覆盖齿状突及其横韧带,沿所有椎体后面下行至骶骨。

黄韧带:为脊柱后部的重要韧带,连接相邻的椎板,从第 1 颈椎至第 1 骶椎。

9. 答:腕骨的辨识。

正位:由桡侧至尺侧:舟(舟状骨)月(月骨)三角(三角骨)豆(豌豆骨),大(大多角骨)小(小多角骨)头状(头状骨)钩(钩骨)。

侧位:月骨托着头状骨,中线连成一条沟(线),小(小多角骨)豆(豌豆骨)在前,钩(钩骨)角(三角骨)后,大(大多角骨)舟(舟状骨)斜形最前头。

10. 答:在股骨内、外侧髁与胫骨内、外侧髁关节面之间垫有内侧半月板及外侧半月板。内侧半月板较大,呈 C 形,前端窄后端宽,外缘与关节囊及胫侧副韧带紧密相连。外侧半月板较小,近似 O 形,外缘亦与关节囊相连。

11. 答:锁骨下动脉左侧起自主动脉弓,右侧起自头臂干,经胸锁关节后方斜向外至颈根部,呈弓状经胸膜顶前方,穿斜角肌间隙至第 1 肋外侧缘续为腋动脉。锁骨下动脉的体表投影为胸锁关节至锁骨下缘中点间的向上凸起的弓形线(弓的最高点在锁骨上缘 1cm)。

12. 答:股动脉移行于髂外动脉。在股三角内,股动脉位于股神经和股静脉之间,下行进入收肌管,出收肌腱裂孔至腘窝,移行为腘动脉。至小腿骨间膜上方分为胫前动脉和胫后动脉。股动脉为下肢的动脉主干,在腹股沟韧带深面续于髂外动脉。股动脉的主要分支为股深动脉。股深动脉在腹股沟韧带下方 2~5cm 处起自股动脉,经股动脉后方向后内下方走行,沿途发出旋股内侧动脉至大腿内侧群肌,旋股外侧动脉至大腿前群肌,3~4 条穿动脉至大腿后群肌,内侧群肌和股骨。

13. 答:椎体融合,相邻两个椎体发生融合,是椎体分节不全造成的。

移行椎,椎体数目发生变异,可表现为向尾侧或向头侧的移行椎。前者可表现为骶椎尾化、腰椎骶化及颈肋,后者可以表现为尾椎骶化、骶椎腰化及腰肋。蝴蝶椎,椎体发育过程中,两个骨化中心未融合完成,使得两个骨化中心之间仍可见骺软骨存在。

骶椎隐裂,椎弓板发育时形成一裂隙,但无椎管内容物突出。

椎体永存骨骺,常见于椎体前上下缘,为一三角形多余小骨块,须与骨折区别。又称为椎体额外骨突。

14. 答:永存骨骺指在发育期间,骨基底部外侧可能出现一个条状二次骨化中心,多数为双侧,数年后与跖骨愈合,也可以终生不愈合,其长轴与骨长轴平行。

手籽骨由发生在掌指关节和指间关节附近肌腱内的化骨核骨化所形成的。最常见于第一掌指关节。足籽骨由肌腱骨化而来,位于肌肉和跖、趾骨间。最常见于第一跖骨的头部。二分髌骨为两个髌骨化骨中心分别骨化所致。

15. 答:(1)组成:桡骨腕关节面和尺骨头下方关节盘及手舟骨、月骨、三角骨的近侧关节面。

(2)结构特点:①关节囊宽广而松弛。②关节囊的前后及两侧均有韧带加强。

16. 答:(1)组成:由股骨内、外侧髁、胫骨内、外侧髁和髌骨构成。

(2)结构特点:为人体最大、最复杂的关节。

1)关节囊宽广而松弛,周围有韧带加固。前壁:股四头肌腱、髌骨、髌韧带。后壁:腘斜韧带。内侧壁:胫侧副韧带。外侧壁:腓侧副韧带。

2)关节囊内有前、后交叉韧带,可防止胫骨前移或后移。

3)关节囊内有半月板,内侧半月板较大,呈 C 形,外侧半月板较小,呈 O 形。

4)关节囊的滑膜层可形成髌上囊、髌下深囊、翼状襞等。

17. 答:(1)足骨包括跗骨、距骨和趾骨。

(2) 跗骨排列:跗骨左右各 7 块,按近、远侧排列成前、中、后三列。后列的上方为距骨,下方为跟骨,中列为位于距骨前方的足舟骨。前列由内侧向外侧依次为内侧楔骨、中间楔骨、外侧楔骨和骰骨。

18. 答:肩袖由冈上肌腱、冈下肌腱、小圆肌腱及肩胛下肌腱共同组成。冈上肌腱、冈下肌腱和小圆肌腱附着于肱骨大结节,肩胛下肌腱附着于肱骨小结节。

肩关节解剖学特点:肱骨头大,肩关节盂浅,关节囊薄而松弛,有较大的活动范围,其稳定性依赖于其周围的肌肉、韧带和盂唇的完整性。关节囊的上、前、后壁有肌腱加入,可做屈伸、收展、旋转和环转运动;关节下壁最为薄弱,肩关节常易发生前下脱位。

19. 答:前交叉韧带起自髁间隆起的前方,向后止于股骨外侧髁内侧面;后交叉韧带起自髁间隆起后方,止于股骨内侧髁外侧面。前、后交叉韧带分别起到防止胫骨过度前移、后移作用。

在 T_1WI 图像和 PDWI 图像上,前交叉韧带在矢状位及冠状位上均呈一带状低信号影。矢状位,在胫骨附着点上,可见线样、条纹状的中等至高信号影所分隔,代表着脂肪和滑膜;在股骨髁的附着点,可因部分容积效应呈中等信号。但是,在冠状位上均呈低信号。后交叉韧带在矢状位及冠状位上则均为均匀的低信号,其在矢状位为凸面向后的弓形,边缘光滑。

20. 答:正常半月板在各序列上均呈低信号。矢状位,在半月板体部呈蝶形改变,在穿过前、后角部的近髁间窝的矢状面可见半月板前、后角分开成 2 个尖端相对的三角形。外侧半月板前后角形态、大小相近,而内侧半月板后角较前角宽大,至少在 2~3 个层面中可以看到半月板前后角是分开的。

五、案例分析题

1. 解析:依据患者的临床表现、体格检查特征,初步考虑为脊柱退行性病变、椎间盘突出症。针对患者要求及疾病特点,为患者选择腰椎正侧位平片。斜位主要显示椎弓崩裂,不适合本患者。腰椎正侧位显示的结构应注意骨性结构的边缘是否光整,生理曲度及椎间隙是否有变化。

2. 解析:(1)该患者为明确有无椎间盘突出,可做 CT 或 MRI,而平片对椎间盘的显示价值不大。

(2) 椎间盘最容易向后外方突出,这是由于人类正常生活过程中,屈曲动作往往较多,最容易造成椎间盘向后移位。同时,由于椎间盘后外侧纤维环比较薄,髓核容易向后外侧脱出。另外,椎体正后方有后纵韧带上下走行,其作用是防止椎体过度后移,并防止椎间盘向正后方移位。

3. 解析:该患者术前需做的医学影像检查包括 X 线片、CT 和 MRI。

原因:股骨头坏死的影像学表现,X 线、CT 及磁共振上各自有不同的特点。

X 线上可观察股骨头的形态、髋关节间隙变化及股骨头和髋臼的密度变化。CT 密度分辨力高于 X 线,可以发现 X 线不能显示的一些密度变化。MRI 检查可以早期发现股骨头的水肿,但对股骨头和髋臼的骨质增生等变化欠特异性。因此,三者缺一不可。

4. 解析:该患者可以做 DR 和 MRI 检查。

原因:通过 DR 检查来判断骨折的部位、骨折的类型、骨折移位情况,比如骨折断端的对位、对线情况。另外,做 MRI 检查来判断周围的软组织的损伤情况,观察有没有关节积液、韧带及血管损伤等。

5. 解析:怀疑骨肉瘤患者,应该做 CT 和 MRI 检查。

可以在 CT 扫描中发现骨肉瘤的瘤骨及各种骨膜反应。MRI 扫描最大的优势是显示软组织,对显示软组织肿块最优。可以显示肿块内部的瘤骨、坏死液化和肿瘤的实质部分。另外,还可以显示肿瘤在髓腔内的蔓延范围。

6. 解析:(1)为明确该患者有无冈上肌腱损伤,适宜做肩关节 MRI,肩关节斜冠状断层和斜矢状断层最适宜观察冈上肌及其肌腱。

(2) 冈上肌起于肩胛骨冈上窝,肌腱在喙肩韧带、肩峰与肱骨头之间走行,最后止于肱骨大结节。其在肩关节正上方起加固作用,以防止肱骨头过度上移。冈上肌与三角肌协同动作使上肢外展。

53检